現代医療の不都合な実態に迫る

患者本位の医療を確立するために

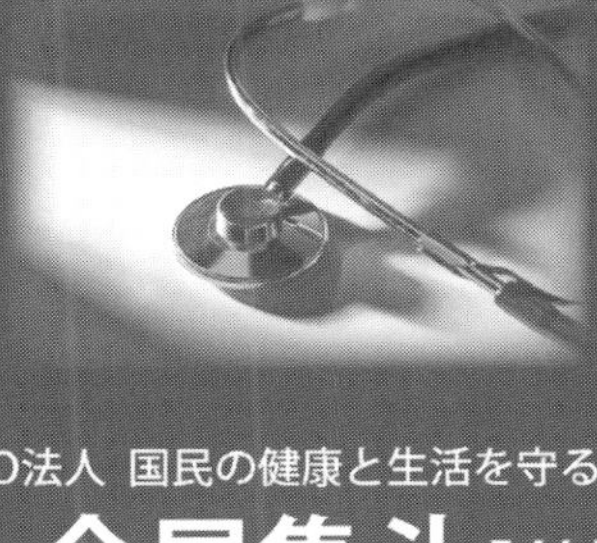

NPO法人 国民の健康と生活を守る会 理事長

金屋隼斗［著］

日本地域社会研究所

コミュニティ・ブックス

はじめに

そもそも医療という言葉にはきちんとした定義はなく、「科学的根拠に基づいた現代医療のみを医療」だと考える人もいれば、「人の健康の維持や回復などを目的とした社会的文化行為が医療」と広範囲にとらえる人もいます。

しかし、日本では科学的根拠に必要な調査があまり実施されないため、科学的根拠に基づく現代医療が提供されていないことは珍しくありません。

そのため、医師の間では長年よいと信じこまれていた治療方法が、実はまったく効果がなかったと判明されることもしばしばあり、ある学者からは「8割以上の病気は医師がかかわらなくても自然に治癒してしまう」と記されてしまう始末です。

けれど、一部の医師は他の医療行為を批判するときに、「その行為は科学的根拠があるのか」と問いただすこともありますが、現代医療では10人の医師が診ると、違う見解を示す医師もおり、それこそ科学的根拠が整っていないと感じてしまいます。

そして、医療は日々進化されていると言われています。しかし医療が進化すれば国民は幸せかと問われれば、そうも言いきれないと私は考えています。

なぜなら、国民の半数以上の人は病院ではなく自宅で死にたいと考えていますが、70年前は8割以上の人が自宅で亡くなっていたのに対し、医療が著しく進化した現代では約8割の人が病院で亡くなっているため、人生最後の望みが叶えられない人が多くいるのが現状だからです。

自分の本来の思いよりも医師の言うことをすべて信じてしまい、病院を生活の場として選択してしまう人が多いのでしょう。しかし医師も人間なので完璧ではありません。「親身になってくれる医師」はもちろんいますが、悲しいことに「金儲けが先行する医師」もいるのです。自分の健康をゆだねることができる、信用できる医師かどうかを患者側が見極めることも大事です。

この本には、国民の皆さんに広く知っていただきたいことを書きましたが、日本医師会や医療従事者にとっては知られたくない内容も含まれています。無駄な治療や薬の副作用などの過剰な現代医療によって、国民の健康と生活がおびやかされる危険性もあります。

ご自身の健康と医療との関わり方について考えるきっかけになれば幸いです。

金屋隼斗

目次

はじめに　2

第一章　医師は愛の女神か、それとも死神か　9
日本医師会とは　10
日本医師連盟の存在　12
海外の病院ストライキ事件の結果からわかること　15
夕張市は医療崩壊しても生活は充実している　18
医師の一般常識はズレてる　22
医師の傲慢な権力　24
無給医問題について　27
医師の働き方改革は必要　30
はめられた鍼業界　34

第二章　日本医師会はなぜ反対するのか　39
カルテ開示の法制化に反対　40

混合診療の解禁に反対　43
ＰＡ創設＆ＮＰに反対　46
医師免許更新制度に反対　48
医学部の新設に反対　49
医療版マイナンバーカードに反対　54
特定看護師制度に反対　56
医薬品のスイッチＯＴＣ化に反対　60
かかりつけ医の定額制に反対　61
統合医療に反対　63
はり灸とマッサージの健康保険適応に反対　66

第三章　現代医療の問題点　71

医原病について　72
精神疾患について考えてみよう　75
著者が精神疾患患者と診断された経緯　81
精神医療と自殺の因果関係　88

自殺対策だった睡眠キャンペーンが真逆の結果に　92
生活習慣病について　96
患者の希望に寄り添えているのか　97
認知症の治療について　99
現代医療の得意・不得意　100
禁煙外来の存在意義　102
ドクターショッピングは悪いのか　104
第四章　薬は救世主か、あるいは疫病神か　109
〝薬大国〟日本の薬事情　110
ポリファーマシー（多剤服用）問題への取り組み　113
薬は本当に効くのか　118
薬の専門家による衝撃発言　119
この症状で薬は必要なのか　121
薬には主作用と副作用などない　125
薬の明細書のわかりづらさと落とし穴　127

医師のいい加減な処方やミスをなぜ税金で払うのか　128
なぜ医師が薬を処方するのか　130
医師と製薬会社の関係性　131
ジェネリック医薬品の良いところ　134

第五章　医師以外の医療業界の問題点　137

どうなる今後の接骨院業界　138
あん摩マッサージ指圧師の悲惨な真実　143
儲け主義の実業家に荒らされた訪問マッサージ業界　146
手技療法による医療費控除の問題点　149
日本の薬剤師の扱いがひどい　151

第六章　統合医療の可能性　153

統合医療とは　154
統合医療に対する国の動き　155
なぜ統合医療は国民に認知されないのか　159

知られざる代替医療の効果　160
・漢方薬　・はり灸　・マッサージ
・カイロプラクティック　・アロマテラピー
・芸術療法　・音楽療法　・心理療法
・ヨガ　・瞑想　・アニマルセラピー
NPO法人　国民の健康と生活を守る会とは　177
おわりに　178
参考文献　180

第一章　医師は愛の女神か、それとも死神か

日本医師会とは

１９１６年は日本医師会が設立した年で、その30年後の１９４７年に社団法人として認められ、学術専門団体として47都道府県の医師会会員により構成されています。

「医道の高揚、医術の発達並びに公衆衛生の向上を図り社会福祉を増進する」

「医道の**独占**、医術の**介入**並びに**不利益には全力反対**し社会福祉を**減退**する」

日本医師会のホームページでは、論理として前文が記載されていますが、実際には後文だと思わざる得ないことをたびたび行なっています。

「国民の皆様の健康を守ります」「国民に寄り添った医療政策をします」などの国民を強調していますが、この本を最後まで一読すると国民のことよりも医師の利益を最優先にしていることがよくわります。

25年もの間、日本医師会会長を務めた武見氏、および厚生大臣を３期務めた丹羽氏は「医師会は欲張り村の村長だ」と発言されたこともあります。

私からみた日本医師会は、困っている人を助けたいと純粋な想いで医師になった善心な医師をも悪心な医師と変貌させ、格差社会を広がらせた上、日本の医療制度を破綻に追い込む集団に思えます。国民の利益よりも集団の利益を優先する団体が力をもつ国は、いつかは財政破綻の恐れがあります。日本の医師は、約32万人（２０１８年）おり、そのうち日本医師会の加入者数は約17万人の6割ほど。日本医師会の会員は、勤務医よりも開業医のほうが多いため、開業医の立場にたって舵を取る仕組みをつくってしまい、問題視されている医師不足のしわ寄せは、勤務医の負担増になっています。

以前、医師会の加入状況について500人ほどの医師にアンケート調査をしたところ、45歳未満の医師だけは医師会に入る意義はないと答えた人が、2倍以上も多い調査結果となりました。

時代の流れや日本医師会の行なっていることを、しっかり見極められている若い医師達が多いことに未来の医療の可能性も感じられました。

日本医師会に加入すると選挙が近づけば日本医療連盟より、医師会推薦の立候補者のポスター貼りや後援会に入るよう依頼があったりもするので、学術専門団体なのか政治団体なのかわからなくなります。

わたしたち国民が被害者にならないためには、医師に頼る前に自身でも病気等の情報を調べてみることです。

昔と違ってインターネットで簡単に検索もでき、何よりも不信に思ったら遠慮することなく医師に聞いて、信頼のできる医師であるかを見極めてください。

万が一、医師の対応や態度が悪かったら、医師を替えてください。

今の時代は、患者が医師を選ぶ時代です。

患者の身体や生活を涼しい顔で壊す医師に釣られないように、自分のことは自分で調べて選択することが大切です。

日本医師連盟の存在

日本医師連盟は、日本医師会の掲げる理念と政策を実現させるのを目的とし、診療報酬の引き上げ提案および他医療の排除を行ない、医師の利権を守るために活動する政治団体です。現在も、日本医師会会長と日本医師連盟理事長は同一人物のため、実質的に同じ組織と思っていただいても構いません。

そもそも、医師を目指している人の多くは、政治の関心度は低く、医師になるための医学および医療を日々学んでいます。それが、医師免許を取得し医師会に加入してしまうと、強制的に日本医師連盟にも加入させられてしまい、政治との繋がりを強く持たされてしまうのです。

しかし、今の日本社会において、本人の意向を確認せずに強制的に加入させる組織や団体はほとんどなく、常識では考えられません。

同じようなケースでは、歯科医師も日本歯科医師会に加入すると政治団体である日本歯科医師連盟にも強制的に加入させられておりましたが、不信に感じた歯科医師から「思想・信条の自由を踏みにじり不当である」と訴えられた結果、会員の入退会の自由が認められ、日本歯科医師連盟は裁判で完敗しています。

強制的に加入させるようとする行為は、良識ある組織や人間であれば考えもしません。

また、日本医師連盟は、数年前より政治団体として自民党に対して、圧倒的に1位の2億円を献金しており、2位の団体は約9千万円の献金、3位～5位の団体は1０００万円～１２００万円の献金であることからもわかるように、与党政党に突出するほど多額な献金を支払っています。

他にも大多数の自民党国会議員が参加している「国民医療を守る議員の会」にも日本医師連盟は２０１３年５００万円、２０１４年１００万円を献金しています。

このようなお金でものを言わす政治手法は、政治家もお金を受け取っておいて業界の主張を退けにくくなるため、お金のある業界ばかりが優先され、国民からすれば不利益ばかりが生じてしまいます。

もはや「国民医療を守る議員の会」より「医師会を守る議員の会」となっています。

政治団体を立ち上げて政治活動を行なうことは、日本国憲法21条「結社の自由」で認められてはいますが、巨額の政治資金を政党および国会議員に提供してまで、国民の税金に関わる診療報酬引き上げを要求するのは、かえって無駄使いではないでしょうか。

むしろ、多額な政治献金できる資金があるほどお金に余裕のある職業であれば、診療報酬引き下げを要請するべきではないかと思われます。日本は国民皆保険のため、医師の給料や生活費の多くは、国民の税金から賄われているので、日本医師会が政治団体を立ち上げて、政党や政治家個人に対して献金することには、とても違和感があります。

２０１９年の参議院選挙の話になりますが、日本医師会からは元日本医師会の副会長である羽生田氏を自民党から擁立しており、日本医師会会長は選挙前にこのような言葉を発信していました。

「比例代表選挙では、団体がどれだけ集票できるかを政権幹部及び自民党幹部も見ており、この票数によっては日本医師会の発言力にも影響を及ぼします」。羽生田氏本人も「できるだけ上位、医療関係の中ではトップで当選させていただきたい」と発言されていました。

なぜ、こんなに当選よりも得票数を気にされているのかは、選挙後の与党内での発言力が得票数によって変わるからです。

果たして、比例では何とか当選したものの、得票数は前回よりも10万票も減り、党内順位も下落。自民党が公認した医療系候補の中でも、**日本看護連盟や日本薬剤師連盟の得票数を下回る**という結果になりました。

そして参議院選挙から5カ月後の２０１９年12月、診療報酬について、全体を０・46％引き下げる決定がされ、国費は約５００億円削減されることになりました。この背景には自民党内での日本医師会の影響力が弱くなったこともあると考えられます。

羽生田氏は、第１１７号の日本医師連盟ニュースで「医師会活動が私の人生の全てであり、医師会愛の大きさは計り知れない」と自負しており、「日本医師会の考え方を代弁する議員として、厚生労働委員会や党の会議でも発言が日本医師会の考え方と違わないように注意をしています」と発していることでもわかるように、羽生田氏は国民の健康や生活よりも医師の利権を守ることに力を入れているのです。

さらに「患者さん中心の医療・介護を」とも宣言していますが、**日本医師会は他の医療を取り入れることに反対しているため、国民から選択肢の多様性を奪っている**にも関わらず、患者中心の医療を掲げるとは矛盾しています。

海外の病院ストライキ事件の結果からわかること

ストライキとは、労働者による争議行為の一種で、雇用側の運営方法などに反対をして労働側は業務を行なわないで抗議することです。

過去に海外では、コロンビアの首都ボゴタ、イスラエルの病院、アメリカのロサンゼルスが医師および勤務者よりストライキを起こされて、病院が一定期間閉鎖される事件がありました。

コロンビアでは、病院のストライキが50日間ほど続いて、その間は救急医療以外の治療は一切行なわなかったそうです。

しかし、その間の死亡率は約35%も減少した結果となり、ストライキが終わり病院の再開をしたら逆に死亡率が約35%も上昇してしまい、もとの死亡率に再び戻ってしまいました。

イスラエルでは、病院のストライキが1カ月間続いて、1日約8万人の診察が10分の1の約7000人に減少しましが、驚くことにこの1カ月の国内の死亡率も半減していました。

また、イスラエルでは20年前にも同じように死亡率が大幅減少する喜ばしい出来事が起こりましたが、実はこの時も病院のストライキがあったのでした。

アメリカでは、医師がストライキを起こして手術件数を60%も減少させましたが、逆に同市内の死亡率が約20%減少していました。

これらの事例をみるだけでも、救急医療以外の診療は、人の命や健康にとって本当に役に立っているのか考えさせられます。

また、アメリカで多くの人にとても尊敬されていた、故メルデソン医師は、

「現代医療で評価できるのは1割の救命医療に過ぎない、残り**9割の慢性病は全く無力**である。

それどころか薬漬けにして悪化させ、本来病気を治す体内に備わった**自然治癒力を薬物で妨害している現代医療は死神**です。医者が医療行為の９割をやめて救急医療にだけ取り組めば、ひとびとの健康状態は間違いなく改善されるはずだ」と断言しています。

多くの高齢者ケアに関わってきた私は、医師に薬漬けにされて苦しんでいる高齢者を数多くみてきたので、まさにその通りだと思いました。

日本でも医療・介護の働く環境は大きく変わり、人手不足が問題視される中で、職員の長時間労働および夜勤回数も増えて、疲労やストレス度も上がり離職してしまう人は後を絶ちません。そのため、医療・介護・福祉の施設で働く労働者たちが組織する「日本医療労働組合連合会」があり、ストライキの手引きが書かれた冊子も配布しています。

実際に日本でも病院のストライキがないわけではありません。

２０１０年に三重県の鈴鹿さくら病院で、夜勤手当の賃上げ要求のストライキを起こしましたが、30分後に病院側は要求を受け入れたため、ストライキは解除されました。

この他には、全日本赤十字労働組合連合会も、各地でストライキの決行をしております。

しかし、病院等の医療機関は公益事業であるため、労働関係調整法37条では、争議行為をしようとする日の少なくとも10日前までに、労働委員会および厚生労働大臣または都道府県知事にその旨を通知することになっています。

ストライキを決行する人たちも好きでやっているわけでなく、病院経営側にも必ず落ち度はあると思われます。

病院経営者は、勤務医および勤務者の働く環境を整えないと、ストライキにより病院の患者へ悪影響がでてしまうのを忘れてはなりません。

また、病院施設で働く医療従事者よりも介護施設で働く介護従事者のほうが、圧倒的に労働条件および労働環境が良くありません。介護施設でストライキが起きることを想像したら恐ろしいです。

夕張市は医療崩壊しても生活は充実している

2007年、北海道夕張市は財政破綻により夕張市立総合病院が閉院したため、医療機器も充実していない小さな診療所だけとなり、病床数は171床から19床（約10分の1）に減少し、多くの人たちは心配したはずです。

また、夕張市の1960年の人口は10万人を超えていましたが、現在は1万人に満たないだけではなく、日本一の高齢化率約50％であるため、医療および介護の働き手も少ないことから老老介護も多発してしまいます。

しかし、病院の閉鎖後は死因上位3疾患（ガン・心疾患・肺炎）の数はすべて減り、病気ではない自然に命が枯れていく状態の老衰による死亡率が増えたのです（ただし、２０１９年には全国でも老衰が初めて死因3位となる）。

高齢者および重い病気の人が市外に引っ越したわけでもなく、高齢者人口は全く変わりません。**変わったのは病院および医師の大幅減少と夕張市民の健康に対する意識**です。

夕張市民は医療崩壊により、病院や医師と関わることでお金と時間を失い、さらに健康も失われていた真実に気づくことができたのです。

日本の高齢化率は世界トップのため、世界は日本が超高齢社会にむけて行なう対策に注目していますが、日本の市町村の中でも圧倒的に高齢化率がトップである夕張市が行なっている、現代医療に頼らない施策にもっと注目するべきです。

財政破綻は大都市なら安泰とは限らず、現在は比較的良好な市町村においても高齢化が進み生活保護者も増加すれば、一気に貧困自治体へと転落し財政破綻の恐れもあり、もはや他人事ではないので他自治体もさまざまな対策が必要です。

夕張市は、２００８年に安定した地域医療を確保する「地域医療ビジョン」を策定し、診療所等の抱える課題および目指すべき役割を踏まえ検討したり、２０１１年には幅広く市民の声を聞くため、市民・議員・医療・介護者を構成員とする「夕張市医療保険対策協議会」を設置するなどしています。

【夕張市の医療データ分析からみえる課題】　２０１８年　夕張市保険事業計画より

①心疾患の医療費の割合、糖尿病および脂質異常症を合わせ持つ割合が高い。
②高血圧症は減少するが、糖尿病および脂質異常症を合わせ持つ割合が高い。
③糖尿病者のインスリン療法の割合が64歳以下の被保険者で増加している。

【夕張市の国民健康保険の現状からみえる課題】

①高齢化率は49％に達し、疾病発症が増加する年齢の割合が高い。
②全国平均より男性の平均寿命は約２年、健康寿命は約1年短い。
③被保険者は減少傾向にあるが、１人あたりの医療費は全道平均より高い。

【夕張市の検診データの分析からみえる課題】

①男性40～60歳のメタボリックシンドロームが増加している。
②検診受診者の喫煙率および飲酒率が同規模市町村に比べて高い。
③男性の中性脂肪・ＧＰＴ・空腹時血糖・尿酸といった内臓脂肪の蓄積と推測される項目の所見割合が、全国平均に比べて高い。

現在、私立診療所は1カ所とそれ以外の診療所は３カ所、歯科医院が5カ所ありますが、整形外科の診療科目は私立診療所のみしかないため、歯科医院の5分の1です。

人口10万人あたりの診療所は少ないのですが、在宅診療および訪問歯科は充実しており、在宅ケアにシフトチェンジしてます。

また、唯一の私立診療所でも外来患者は1日平均87人、入院患者1日平均6人と少ないため、常勤医師2名・非常勤医師3名・看護師14名（准看護師含む）・理学療法士2名・放射線技師1名・薬剤師1名の計50名（2018年）で構成してます。

また、健康増進計画「健康ゆうばり21」を実施し、運動による病気の予防に力をいれ、保健師および管理栄養士が「訪問指導」を行ない健康相談・疾病予防・介護予防に関する個別相談の健康教育も取り入れてい

〈心療科及び病床数〉

2017 年 10 月現在の地域内医療機関情報の集計値（人口 10 万人あたりは、2015 年国勢調査総人口で計算）

施設種類別の施設数	施設数	人口10万人あたり施設数		■ 夕張市　▒ 北海道
	夕張市	夕張市	北海道	
診療所	4	45.23	49.61	45.23 / 49.61
在宅療養支援診療所	1	11.31	5.19	11.31 / 5.19
病院	0	0.00	10.19	0.00 / 10.19
歯科診療所	5	56.54	53.32	56.54 / 53.32
訪問歯科	2	22.62	5.88	22.62 / 5.88
薬局	5	56.54	41.15	56.54 / 41.15
訪問薬局	1	11.31	10.81	11.31 / 10.81

施設種類別の病床数	病床数	人口10万人あたり病床数		■ 夕張市　▒ 北海道
	夕張市	夕張市	北海道	
一般診療所病床	19	214.86	107.95	214.86 / 107.95
病院病床（全区分計）	0	0.00	1,717.20	0.00 / 1,717.20

【出典：日本医師会 地域医療情報システム（http://jmap.jp/）】

ます。

他には、ゆうばり健康ポイントサービスの制度を取り入れて、検診および運動講座等に参加した場合はポイントがつき、ポイントがたまると市長の表彰状や健康グッズを渡すなど、健康に関心を持つ事業も行なっています。

夕張市民の意識が、**医療依存から予防医療にシフト**したことが良い結果に繋がったのではないでしょうか。

医師の一般常識はズレてる

２０１６年テレビ番組の中で、がんの名医50人中46人が患者からお金を受け取ったことがあると平然と答えており驚きました。

また、２０１４年の日経メディカルのアンケートによると、医師２０６２人に「患者から謝礼金を受け取ったことがありますか」の問いに、なんと、答えた医師のう

「ゆうばり健康ポイントカード」

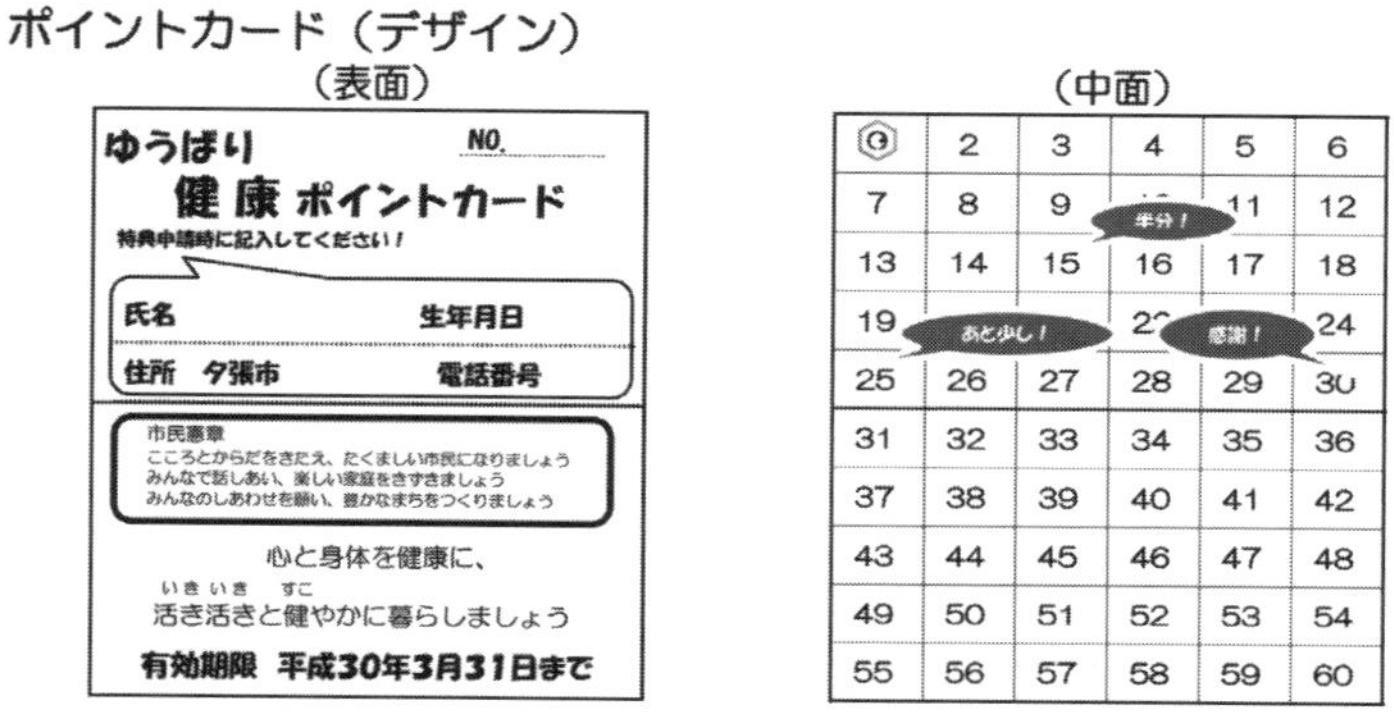

ち約８割は受け取ったことがあると答えています。

現在、日本の医師は30万人超。計算上、約24万人がお金を受け取ったことになります。医師の業界では謝礼金は当たり前と化しています。

患者が治療費以外に医師へお金を渡すことは、数千円程でしたら「社交儀礼」での扱いで認められる可能性はありますが、数万円程になると「賄賂」となり収賄罪に該当するのではないでしょうか。また、このお金を雑所得（年20万円以上）で税務申告していない場合は、脱税の可能性も浮上してきます。

どうしても医師にお金を渡したいのであれば、医師個人ではなく病院にお金を寄付する方法もありますが、寄付したお金は感謝したい勤務医でなく、経営者に行き渡る可能性もあるのでお勧めはできません。

国税庁のホームページにも「健康診断の費用や**医師等に対する謝礼金**などは原則として含まれません」と**医師の謝礼金は医療費控除の対象外**であると、わざわざ記載されているのには驚きです。

他の業界と比較すると、介護業界では高齢者から感謝されることが多く、本人やご家族から金品等を渡される場合もありますが、ほとんどの事業所は受け取りを拒否することを規定で定めており、介護職員に徹底をしております。

不動産業界では、マイナビ会員約400人に礼金についてアンケートをとった結果、「礼金（謝礼金）は必要ない」と答えた人は85％を超えていました。

医師は、介護職員の約3倍の高給ですが、それでも謝礼金は必要ですか。

医師の傲慢な権力

よくテレビドラマのシーンで、医師が病院内を風切るように真ん中を歩く姿をみますが、イメージではなく、本当にこんな病院もあるのです。

現在の医療業界は、**医師を頂点とした完全なピラミッド**が形成されており、医療従事者が医師に物申すことは、素人がプロボクサーに喧嘩を売るのと同じくらい危険であるため、独裁医療がまかり通っています。

私は普段、人間関係において、間違っていることや納得できないことがあると、なぜそうなのかと事実確認を行ない、ときには口論になることもありますが、最後は話し合いによって、お互いに納得してスッキリした状態になることがほとんどです。

しかし、医師との関わりの中で、間違っているなと感じたことを確認すると、「○○のくせに医師に意見を言うのか！」「名誉棄損で訴えるぞ！」と罵声を浴びせられたこともあり、こうした医師とは人と人との話し合いすらできないと、憤りを感じました。

国は、医師を中心としたチーム医療を結成し高齢者のケアに努めるとしていますが、コミュニケーション力の低い医師が中心では、高齢者のケアに一丸となり取り組むには無理があると感じています。

厚生労働省は、医師を管轄する立場でありながら、日本医師会には強く物申すことはできず、**医師にさまざまな権限**を与えた結果、医療費の増加がうなぎのぼりになってしまいました。

今後、急激に増える医療費を抑制するには、**必要のない医療は自費負担**に変えて、**本当に必要な医療だけを保険対象**に縮小する必要性があるのではないでしょうか。


【医療系の国家資格で医師が関わる職種】

①理学療法士は**医師の指示**の下に理学療法を行なう。
②作業療法士は**医師の指示**の下に作業療法を行なう。
③言語聴覚士は**医師の指示**の下に嚥下訓練及び人工内耳の調節。
④視能訓練士は**医師の指示**の下に検査及び矯正訓練を行なう。
⑤技師装具士は**医師の指示**の下に装着部位の採型、設計、製作を行なう。
⑥薬剤師は**医師の指示**に従って調剤する。
⑦看護師は診療の補助については**医師の指示**を受ける。

⑧あん摩マッサージ指圧師は**医師の同意**がないと保険施術ができない。
⑨鍼灸師は**医師の同意**がないと保険施術ができない。
⑩救急救命士は**医師の指示**の下で救急救命処置を行なう。

専門的分野の国家資格者なので、医師よりも詳しい業種も当然ありますが、厚生労働省は、何でもかんでも医師に権限を与えすぎではないでしょうか。

【医師に関連する川柳】

①パソコンが　患者でないよ　私を診て
②病院は　医者も患者も　高齢化
③カルテには　大事なことは　抜け落ちる
④様子見る　言ったはいいが　どうしよう
⑤我がカルテ　孫に言われた　ミミズの絵
⑥年のせい　医師に言われた　これ診断か
⑦やせなさい　当たっています　医師のお腹
⑧薬だけくれ　そんな患者は　神様よ
⑨3分診察　待つこと　3時間超え
⑩朝起きて　調子良いから　医者に行く

⑪治しても　治さなくても　治療代
⑫昨日より　医師が優しい　逆に不安

無給医問題について

２０１９年6月、文部科学省が、労働として診療行為を行なっているにも関わらず給与が支給されていない医師および歯科医師を調査した結果、２１９１人もいることがわかりました。引き続き調査が必要な人も１３０４人いるため、実態は深刻で無給医の数はまだまだ増加すると予想されています。

そのため、翌月の7月に全国医師ユニオンと日本労働弁護団は「医師の長時間労働および無給医ホットライン」の電話相談を始め、日本労働弁護団幹事長は「医師は神様ではなく人間であり、死ぬ。医師の長時間労働に驚愕していたところに、無給で働かされていることを知り、驚いた」と発言しています。全国医師ユニオン会長は無給医の調査内容にも疑問を持ち、この結果も氷山の一角と問題視しています。

他には、大学病院で無給医ではないが月給1万円および不当に安い給与しか払わない、最低賃金違反をしているケースもあります。

医師法16条の2では、「医師国家試験合格後の研修期間は原則として合計2年以上」とされており、臨床研修中の処遇は各病院によりさまざまですが、労働基準法上の労働者は、事業または事務所に使用され、賃金を支払われる者であり、職業の種類は問われない」とされているので、当然研修医も適用を受けるはずです。

また、医師法16条の3では、「臨床研修を受けている医師は臨床研修に専念し、その資質の向上を図るように努めなければならない」と規定されていることから、原則的に研修医はアルバイトもできないとされています。

さまざまな悩みや症状を診察する医師の生活が不安定な状態で、果たして日本医師会が掲げている安心・安全な医療を提供できるのでしょうか。

今回の無給医が発覚した病院では、「自己研鑽・自己研究等の目的や研修の一部として診療に従事していた」「労働条件勤務日を超えて診療させていた」と回答しておりますが、この問題を当事者の医師たちが何十年も訴えない現状には「医師業界では、学位が欲しければ無給でも従事するのは常識」とされている非常識なハラスメントがあったのではと危惧しています。

この問題で文部科学大臣は「実際に給与が支給されていない医師たちの存在が発覚したことは大変遺憾で、支払っていないという現状は改めるのが当然」、厚生労働大臣は「極めて遺憾で労働基準法違反」と厳しく発言をしています。

無給医の多い10大学病院

	病院名	調査対象（人）	無給医（人）	対象者に占める無給医（%）
1	順天堂大順天堂医院	430	197	46
2	北海道大病院	610	146	24
3	東京歯科大水道橋病院	213	132	62
4	岩手医科大病院	243	123	51
5	昭和大歯科病院	119	119	100
6	愛知学院大歯学部病院	118	118	100
7	杏林大病院	429	95	22
8	東北大病院	712	94	13
8	山口大病院	253	94	37
8	大阪歯科大病院	175	94	54
	調査した108大学病院の合計	31,801	2,191	7

精査中の病院（人数）：日大板橋病院（321）、東大病院（239）、日大歯科病院（211）、慶応大病院（200）、日大松戸歯学部病院（151）、東京女子医大病院(135)、明海大病院（47）

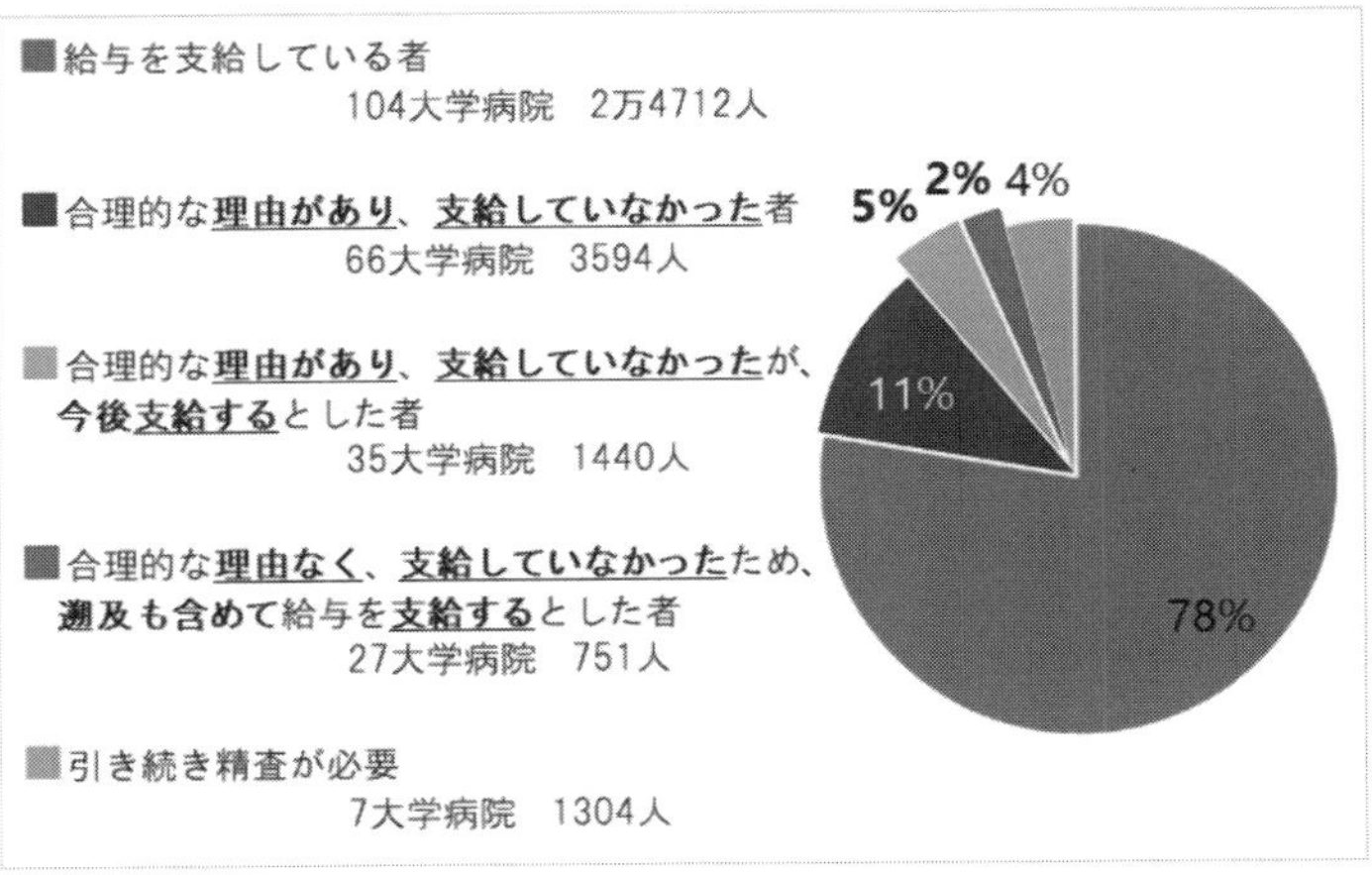

文部科学省の資料より参照

また、メンタルヘルステクノロジーズ社が、800人の医師よりアンケート調査を行なった結果、深刻な問題である（68％）、問題だが仕方ない（27％）、問題だと思わない（5％）の回答を得ました。

50年以上前、無給の抗議から始まった「東大安田講堂事件」の紛争において、約400人が逮捕されていますが、いまだに医療現場での無給問題が変わらないことは非常に残念です。

医師の働き方改革は必要

日本の医師不足問題は、**一部の医師の過重労働**で補っており、医療現場では医療の質の向上を求められたり、患者からの要求も高まることで医師の負担は増えてしまい、医師も人間である以上は心も身体も病に侵されます。

今後、2025年問題とされる団塊世代が後期高齢者になると、複合疾患を持つ高齢者および長期的な治療を必要とする高齢者が増加することが予想されており、それに伴い、ますます医師の負担が増加します。

現在、**1割の医師が過労死ラインの2倍**である、年1900時間以上の残業を行なっており、**その医師の負担やストレスを除く改革**がすぐにでも必要です。

厚生労働省は、２０１７年8月から２０１９年3月までの約1年半をかけて、医師の働き方改革についての検討会を計22回行ないましたが、検討会の構成員をみると、日本医師会理事・認定看護師・救急医・教授・ＮＰＯ法人理事長とさまざまな職種の人がいる反面、**医師の労働組合関係者や医師の労働問題に詳しい法律家などのいわゆる賛成派が入っていない**ことに違和感がありました。

この検討会での時間外労働の条件に関する決定事項は、２０２５年問題の前年である２０２４年４月から適用されます。

医師は、専門分野や立場によっては勤務時間等が異なるため、Ａ水準からＣ水準までの時間外労働範囲を細かく分類していますが、２０１７年勤務医労働調査においては、**４割の医師が健康に不安**と答えているのに、検討会ではＢ・Ｃ水準では過労死ラインの2倍近くである年１８６０時間までの残業を認めており、日本国憲法、労働基準法、過労死等防止対策推進法などの整合性を踏まえて検討したとは思えません。

・憲法14条は、職業による差別を認めていない（医師のみＯＫとされている）
・憲法18条は、奴隷的拘束を認めていない（この拘束時間は奴隷的では）
・憲法25条は、健康で文化的な最低限度な生活（この勤務時間は不健康では）

【Ａ水準】

医師も一般労働者と同じ働き方を目指すという視点に立ち、労働基準法で定められている月45時間の年360時間を上限とする残業時間で、延長できる残業時間も36協定内である月100時間の年960時間ですが、やむを得ず休日診察を行なう場合もあるため、休日労働時間込みの時間数としています。

【B水準】

地域医療確保暫定特例として年1860時間までの残業を認めており、理由の一つとして現状年3000時間の残業をしている医師がいると引き合いにされているが、当然これには賛同できない意見が多くあります。

【C水準】

一定期間、集中的に技能向上の診療を必要とする医師向けに2類型にわけ、B水準同様に年1860時間まで認めており、米国の労働時間も参考にされて話し合われて、研修医および高度医療を行う医師が当てはまります。

【質疑応答　Q&A　一部抜粋】

厚生労働大臣　加藤勝信氏

2度目の厚生労働大臣および働き方改革を担当。

質問者（金屋）　5年前に、長崎県の医師が残業時間1カ月平均177時間の過重勤務により、自殺でなく自宅で心肺停止により急死されました。

この問題において2019年、長崎地裁判決は「負担は極めて重かった」として過労死ラインの2倍近い過重労働が原因と認め、病院側には損害賠償や未払い残業代として1億6700万円の支払いを命じています。

その件をふまえてですが、B・C水準である残業時間年1860時間を認めることは、医師の健康面での問題はないのでしょうか？

加藤厚生労働大臣　問題のないことはないですが、全国の医師の残業時間を年960時間内にすると、医療が回らなくなってしまう恐れがある。したがっ

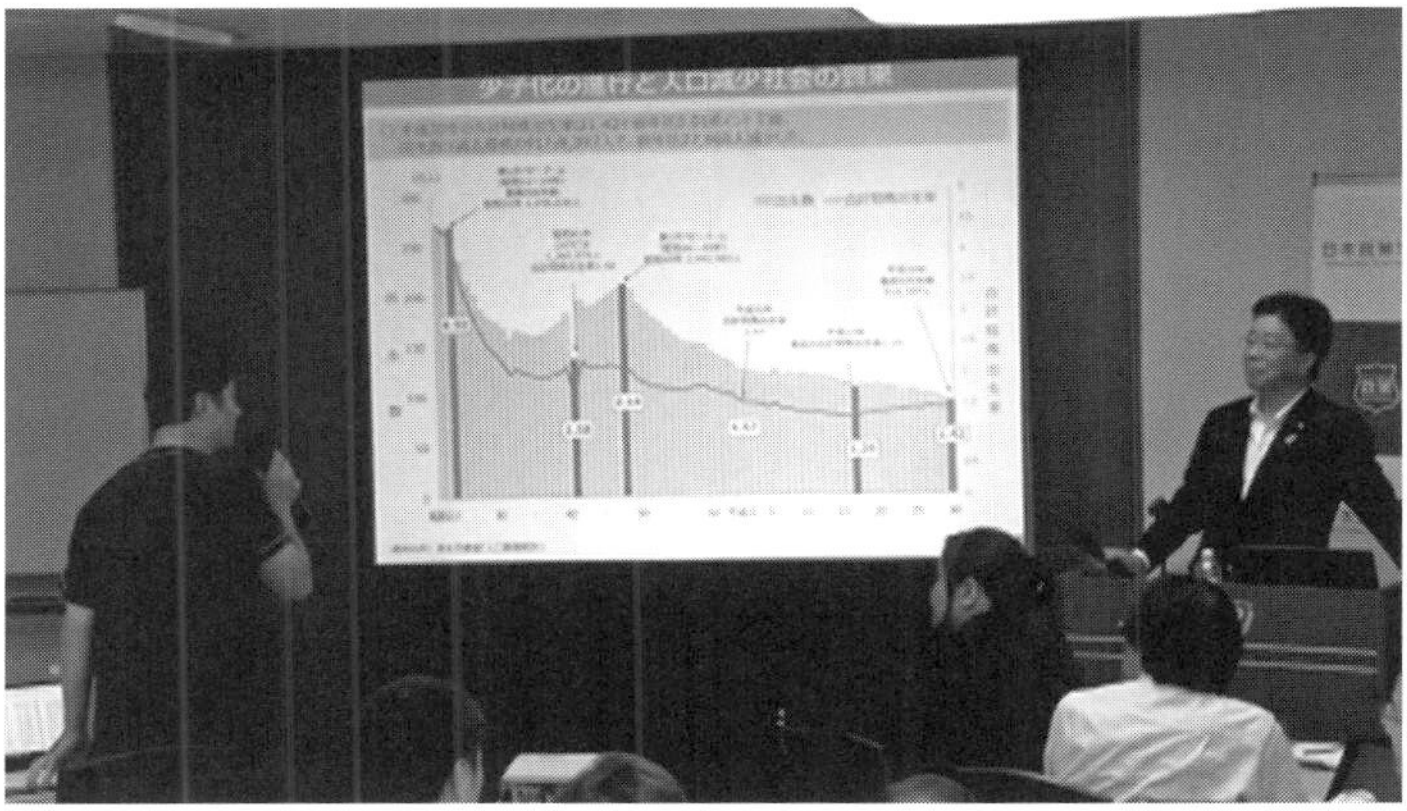

金屋（著者）より加藤勝信氏への質疑　2019年９月

て今の医療サービスを維持しながら医師の健康をどう守っていくのかも必要であり、トータルとしては過重勤務の問題はありますが、連続勤務時間の制限やインターバルをとって休息をし、同じ時間数だとしてもより負担の少ない働き方をしてもらいます。

医師の働き方改革に関する検討会は、医療関係者も入って議論された答えですが、少しでも一人でも多く働く医師の残業時間を年960時間内にして、働き手である医師を大事にしていきます。

はめられた鍼業界

2017年9月、元読売巨人軍の澤村投手が鍼治療によって長胸神経麻痺を起こしたと複数のメディアで放送や記事の掲載があり、鍼に対する風評被害が各地で起こってしまい、鍼業界のイメージ低下は避けられず、鍼師にとっては死活問題となる出来事が生じました。

この原因を作ったのは、まぎれもなく、不透明な診断をして鍼のせいにした複数医師です。メディアに取りあげられた後、多くの鍼師および鍼灸学校の学生や長年鍼治療を受けている人でさえも、鍼が原因である可能性が極めて低いとコメントをだしていました。

なぜなら、日本の鍼治療での鍼は直径0・20ミリ前後が一般的であり、解剖学的からみても長胸神経の位置は、広背筋の深層で後腋窩線から後正中線寄りにあることからダイレクトに刺激する確率は極めて低いです。また、一部報道では体表に鍼を刺した痕があったとされていますが、刺鍼《ししん》の痕を確認するのは極めて困難であるため、報道内容にも偏りを感じました。

それに、日本だけでなく海外においての**鍼治療による長胸神経麻痺になったケースは一つもない**ため、本当に鍼治療が原因なら世界初の症例となり、アメリカや中国をはじめ世界中の大ニュースになるほどのことだからです。

そこでこの問題で結束した鍼灸業界の9団体は、診断した複数医師に不信がつのり、読売巨人軍に対して、報道から10日後に連名で公開質問状を送付しました。

〈診断された複数医師に対しての質問状　一部抜粋〉

「報道によれば長胸神経麻痺とありますが、本件の正確な診断名とその理由（所見）を聞かせてください」

「鍼治療を原因とした理由と他の原因を除外した理由を聞かせてください」

しかし、しばらくしても質問状に対する明確な回答はなく、報道から10日後の公開質問状に対して、読売巨人軍は47日後に回答書の公開をしました。

〈読売巨人軍からの回答書　一部抜粋〉

「当球団は澤村投手を診察した複数の医師から、あらためてお話を伺いましたが長胸神経麻痺は、鍼治療が原因となった可能性があると考えられると答えられました。

ただし、他の外的要因による長胸神経麻痺があるとの意見もでました。

診断した医師はいずれも、経歴や専門分野における実績等に秀でており、澤村投手に関する診断は信頼に値するものと当球団では考えています」

「当球団は鍼治療が有効であることを十分認識しており、現在も多くの選手やスタッフに対して鍼治療を行なっており、今後も引き続き鍼治療を活用していく方針に変わりはありません」


要するに**真相が定かでない段階で、経歴が優秀の複数医師が診断したので鍼治療を原因としてしまった**が、他の原因である可能性もあるとの回答です。

しかも、施術内容および診断に至った経緯を明らかにせず、鍼治療が原因の可能性もあると言いつつ、今後も鍼治療を活用していく方針とは意味不明です。

この騒動での多大な被害者は鍼灸業界ですが、回答書を読む限り医師からの何一つ謝罪もないことがとても残念です。鍼治療に馴染みのない人に「鍼治療は怖い」と先入観を持たれないことを願います。

【鍼灸を愛好する著名人のメッセージ】　『医道の日本』掲載より

①身体のメンテナンスに、鍼灸は私にとってなくてはならないもの。
プロレスラー　中邑真輔

②メンテナンスで週1～2回通っていて、もう鍼なしで生きれない。
女優　山田まりや

③今は、僕の生活には欠かすことのないものになっています。
ミュージシャン　甲斐よしひろ

④鍼が世の中からなくなると、本気で困ります。
アナウンサー　高橋真麻

⑤試合に出られる状態まで鍼が戻してくれた。
プロ野球解説者　宮本慎也

⑥背中の緊張を改善して走りやすく、鍼治療のメリットを実感。
元マラソン選手　高橋尚子

第二章　日本医師会はなぜ反対するのか

カルテ開示の法制化に反対

カルテの開示は、昭和後半から指摘をされてきた問題でしたが、1997年に厚生労働省もようやく「カルテ等の診療情報の活用に関する検討会」の開催を行ない、厚生労働省はカルテ開示の方法論として3つの案を読み上げました。

①法律上、開示義務を規定する。
②法律上、開示の努力義務を規定する。
③法制化はせず、ガイドライン（指針）を定める。

国民からは制度化を求める意見のほうが多く、医師は正当な医療をしている自信があれば、カルテの内容を患者に知られてもよいのではと思われます。

しかし日本医師会は、ガイドラインを定めることでさえも反対をしました。日本医師会が反対をする理由として、患者がカルテの開示を求める場合の多くは、治療内容を不信に感じて訴訟を起こすのに利用されるからです。

当然のことながら、国民の多くが開示を求めている中、日本医師会の身勝手な理由での法令化を中止することは認められず、法制化に向け検討会が進められました。

そして、検討会も大詰めを迎えていた直前に、当時の日本医師会会長は検討会の座長をホテルに呼び出して、「日本医師会としてカルテ開示を進めるための指針を作るから任せてほしい」

と直接交渉をしていました。

厚生労働省は、その後の医療審議会において、カルテ開示を法制化するたたき台として「診療記録の開示を法制化し、公布後３年間の周知、準備期間をおいて施行し、施行に向けて必要な環境整備を推進」と法制化を提案しました。

しかし日本医師会は、これに対抗するように医療審議会の各委員に対して、「患者が自己の診療録、その他の診療記録等の閲覧を求めた場合には、原則としてこれに応じるものとする」とする、とても甘いガイドラインを配布しました。

その後も非公開の医療審議会は行なわれましたが、法制化は見送られてしまい、日本医師会のガイドラインだけがカルテ開示の目安となっているから驚きです。

しかもこのガイドラインの留意点には、「**患者が治療に不満を感じて訴訟に発展する場合には、カルテを開示しないでも構わない**」との見解の一言が記されており、完全に医師が有利のガイドラインとされております。

その後、各地で患者がカルテ開示を求めても、案の定このガイドラインを理由により拒否される、おかしなケースが相次いで起こったのです。

しかし、２００３年5月に個人情報保護法が成立して、カルテ開示は医療機関の法律上の義務になりました。

さらに、2003年11月に厚生労働省は、日本医師会の反対を押し切って「訴訟を前提としていることのみを理由に診療記録（カルテ）の開示を行なわないことは適当ではない」とのガイドラインを作成しています。

これだけのカルテ開示の義務やガイドラインがあるにも関わらず、いまだに医療機関によっては、カルテ開示を求める理由を書かせようとしますが、**現在、カルテ開示は法律上の義務となっているので、理由を告げる必要はありません**。

2010年、厚生労働省はガイドラインを改訂して「患者等の自由な申立てを阻害しないため、開示等の求めに係る申立て書面に理由欄などを設けることなどにより、申し立ての理由の記載を要求すること、申立ての理由を尋ねることは不適切である」と具体的に定めてくれました。

また、小さな医療機関では個人情報保護法の免除を受けていた時期もありましたが、2016年からは全ての医療機関でのカルテ開示が義務づけられる法律に改訂されています。

今後、カルテの開示が必要となる人は、医療機関によって見せるだけでコピーはダメだとか言う医師もおり、困る場合もあるかもしれませんが、個人情報保護法28条2項には「政令で定める方法により開示」と記載されています。

その開示とは、見せるだけでなく書面の交付（コピー）となっています。

混合診療の解禁に反対

混合診療とは、健康保険の範囲内（薬の処方含む）とされる診療と健康保険の範囲外とされる自費診療を混合して診療することです。

日本では混合診療を禁止しており、患者から自費金額を徴収した場合は、その疾病に関する一連の診療費が、健康保険の範囲内も含めて全額患者負担となってしまいます。

ただし、評価診療（先進医療・医薬品、医療機器などの治験に係る診療等）および選定診療（差額ベッド代・時間外診療・大病院の初診、再診等）は例外として保険診療との併用が認められています。

日本政府は、混合診療の解禁に向けて、これまで何度も議論をしてきました。

解禁されると、自由診療を受けたい患者の自費負担が減り、新しい技術を取り入れる病院が増え、**医療費削減の期待や医師の競争原理も働くことで医療の質が向上する**のではないでしょうか。

また、医療の選択肢が増えて、保険適用でない先進医療を多くの人が受けることで症例データが多数集まり、それによって効果が実証できれば一早く先進医療が保険適用になる可能性もあります。

日本医師会は「すべての国民が公平・平等により医療を受けられる環境でなければならない」

「お金に余裕のある人だけが高度医療を受けられて格差が広がる」との理由で、混合診療の解禁に反対をしています。

しかし、このような規制をしているのは、日本・イギリス・カナダくらいで、それ以外の国は混合診療を禁止する規定はありません。

たとえ混合診療を解禁しても、必要な医療は今までとおり保険適用で行なわれて、自由診療で受けるのは開発したばかりの特殊な技術や実績のある医療にかぎられます。

自分の意思で保険外サービスを受けることを禁止するのは民主主義に反しており、どちらかを選ぶかの権利は医師でなく国民である患者が持っていることを忘れてはいけません。

なぜ日本医師会が反対するのかは、混合医療の高度医療を取り入れる医師が増えると、今までとおりの開業医に患者離れが生じたり、将来的に保険診療が縮小されることを恐れているのではないでしょうか。

日本医師会の本音は、医師の特権である保険診療を守れと言いたいのだが、弱者をだしに使って格差が広がると言っているにすぎません。

しかし厚生労働省は、２０１６年4月より「患者申出療養制度」を創設して、主治医と話し合い申請をすれば、保険診療と併用して先進的な医療が受けられる事実上の混合診療を解禁する制度を設けました。

診療実施までの流れ

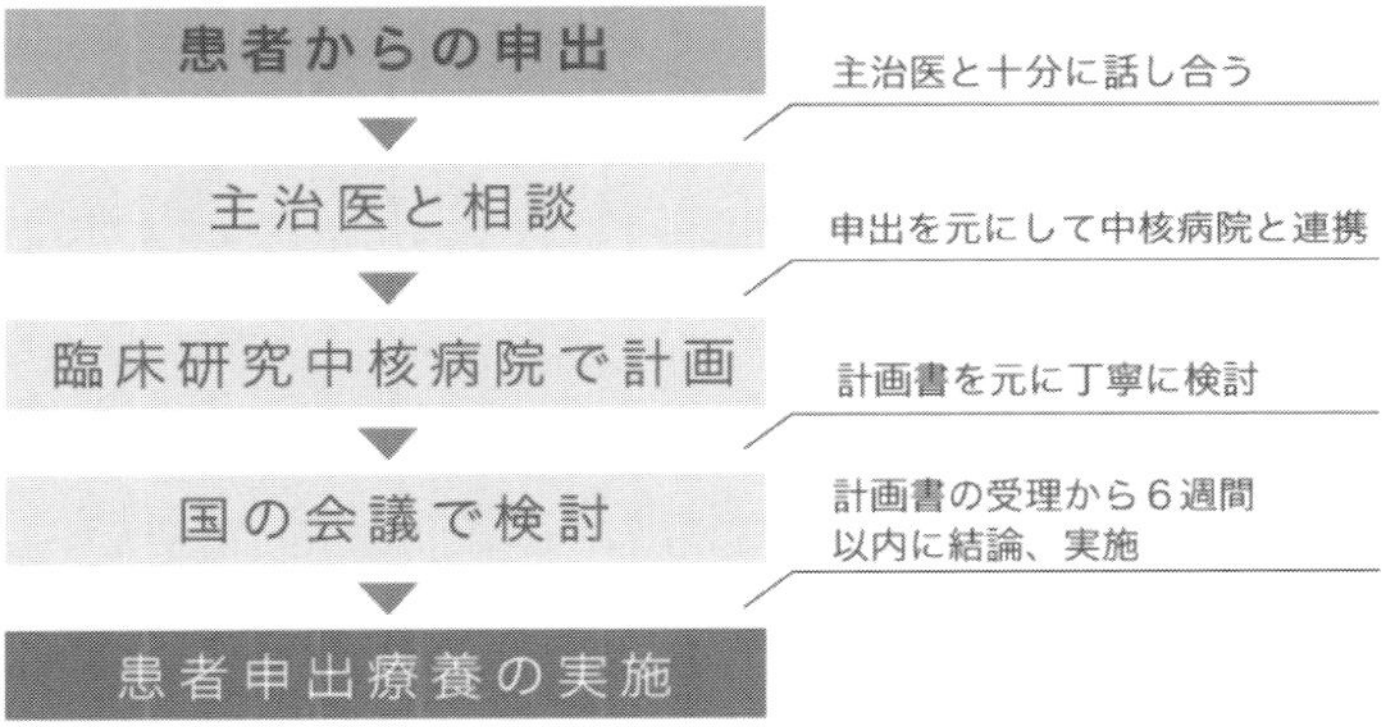

申請前後の費用割合

［患者さん負担のイメージ図］

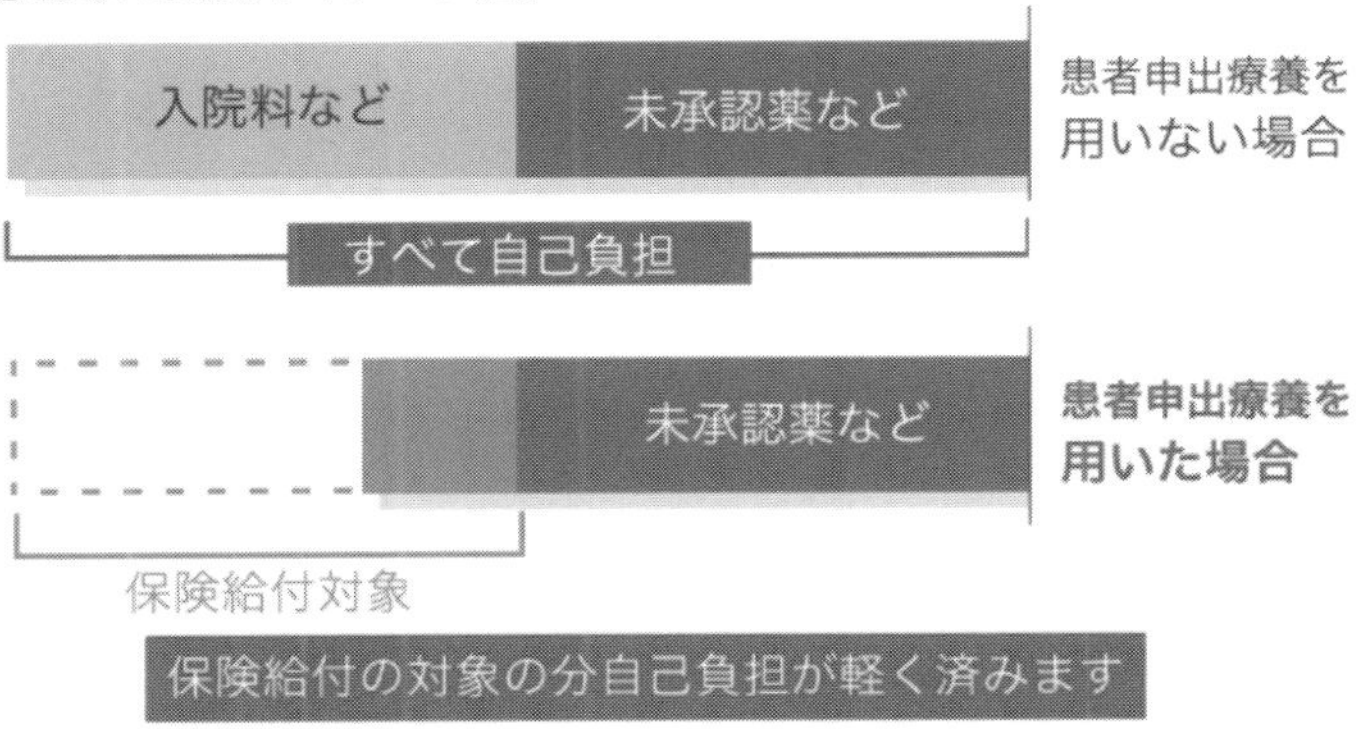

厚生労働省のHPより

前例がある医療を他の医療機関が実施する場合は、申請をしてから原則2週間で実施となるが、前例のない初めての医療を実施する場合は、申請をしてから原則6週間も日数がかかるので注意が必要です。

PA創設&NPに反対

PAとは、フィジシャン・アシスタントの略名で、米国での手術現場において医師を補助するため、一定の医療行為を認める職種です。

NPとは、ナース・プラクティショナーの略名で、医師の指示がなくても一定の診断および治療が認められる看護師で、診療看護師とも呼ばれています。

アメリカでのNP制度は、1965年の医師不足を理由にコロラド州から始まり全土に広がっていき、独立開業権もあり患者や家族に対して看護と医療の両面からアプローチができるため、米国では欠かせない職業となっています。

日本では、2010年に4つの外科学会の理事長は「チーム医療の推進に関する検討会座長」および「厚生労働省医政局医事課長」宛に連名で「外科医の不足は従来から指摘されており、医師と看護師の中間レベルの非医師高度診療師であるNPおよびPAの養成は喫緊でありま

（一部抜粋）」このような内容の要望書を提出しています。

その後、しばらく進展等はなかったが、２０１７年の医師の働き方改革において、医師の労働時間を短縮する手段として再びこの問題が浮上しました。

日本医師会は「若年人口が減少する中で、医療関係職種を確保することが困難なため、新たな職種を創設するべきでない」「病院に勤務する薬剤師および医療秘書の活躍に期待します」と明確に反対しています。

しかし、外科学会の理事長は「アメリカで修業をした若手の脳神経外科医を中心に、学会ではＰＡの創設に前向きな意見が圧倒的に多い」と述べています。

後者の外科学会のほうは、実際にアメリカでＰＡが活躍しているのを目の当たりにし、急性期医療の現場で日々手術等に携わる医師の貴重な意見であったが、医師の仕事が奪われるのを恐れる日本医師会によって阻止されました。

今後の医療業界において、たとえＰＡ創設＆ＮＰが決定しても、アメリカのとはだいぶ異なり「医師の指示のもと行なう」ことは必須になると思われます。

医師免許更新制度に反対

かつては、「規制改革・民間開放推進3カ年計画（改定）」の原案に「医師免許更新制を検討し結論を得る方針」と明記されていましたが、日本医師連盟から献金を受け取っている議員たちが、「医師の質の担保と更新制度の導入は関係ない」「単なる医師いじめだ」と抗議をした結果、原案は削除をされました。

この制度は、医療事故対策の一環として明記されていましたが、朝日新聞および毎日新聞でも運転免許制度を引き合いに出し、医療事故を防ぐためには「医師免許更新制度の導入は当然」と記事にされたり、医療事故の被害者家族からは、医師に対する技量の問題などの意見が多く出されたため、国民からは医師免許更新を賛成する声が圧倒的に多かったです。

それはそうです、わたしたち国民からすれば命に関わることなので「安心で安全な医療を受けたい」と願うのは当たり前です。

75歳以上の人が運転免許証を更新する際には、認知機能検査が必須とされているのは国民の命を守るためでもあり、同じく人の命に関わる職業である医師にも必要であると思われます。

教員は、２００９年から教員免許の更新制が導入されており、医師免許を始めとして他の医療関係職である看護師、鍼灸師などの免許更新制度も、国民の健康を守る観点から考えると必要です。

【医師の免許更新制度アンケート調査】

勤務医は、約４人の１人（24・２％）が賛成
開業医は、約７人の１人（14・３％）が賛成

結果を見る限り、勤務医は他の医師の診察または治療方法を目のあたりにする機会が多いため、自身や他の医師の診察について考えた結果、開業医と比較して賛成派が多かったと予測されます。

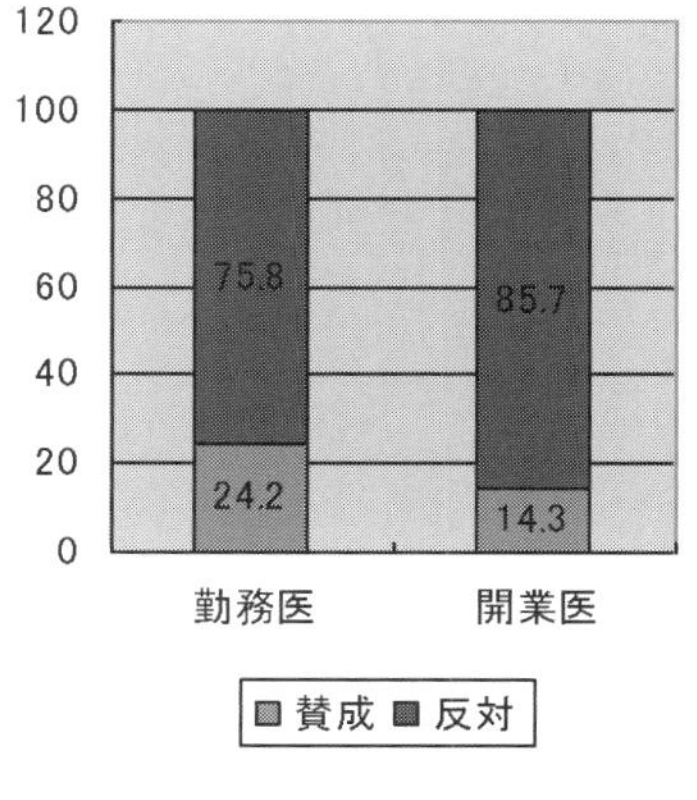

医学部の新設に反対

東日本大震災において医師不足は明確となり、国は医師不足の重大さと医学部新設の必要性を感じたため、今まで40年の間も新設されなかった大学医学部が２０１６年から相次いで認可されました。

日本の医師の数は約32万人（２０１６年）おり、２０３５年には約40万人の増加予想となっていますが、**高齢の医師が超高齢社会に伴い急増加**するため「**老老医療**」の時代に突入します。

日本医師会は「今後、人口が減少する中で、医学部の新設は慎重に対応すべきである」との見解を持ち、とくに国際戦略特別区域での医学部新設を認めると、全国に広がる恐れがあるこ

とから強く反対をしています。

２０１５年5月に日本医師会・日本医学会は、６つの理由により国際戦略特別区域での医学部新設の反対の緊急声明をだしています。
①これからの医学部新設は医師不足対策にはなりません。
②国際機関から世界一と評される日本の医療を崩壊に導きます。
③医師不足対策には地域偏在および診療科間偏在解消が必要です。
④医師養成には国民負担（医師一人約1億円）による多額な養成費用が必要。
⑤地域医療の再生をさまたげる恐れがあります。
⑥国際医療人育成はすでに実施されているので、新設の意味がありません。
これらの理由により「国民の求める医療の崩壊」をもたらすことを危惧されていますが、医学部の新設が増加すると果たして本当にそうなのでしょうか。

たとえ、医師が少し余るぐらい増加しても、医師以外の国民は誰も困ることはなく、かえって医師間の競争原理がうまれることで、国民に提供する医療の質は向上します。

また、待ち時間の短縮および一人ひとりの診察時間が長くなることが期待できるので、**医師と患者の信頼関係も築けやすく**なります。

他には、１割の医師が年間残業１９００時間を超えていたり、他職種と比較すると過労死の起こる可能性も高いので、この問題も多少は解消できます。

日本の医師不足はＯＥＣＤ加盟国と比較してもわかるように明らかに深刻です。

また、他国では医師免許の更新制度のある国もありますが、**日本は医師免許を取得すれば生涯医師**であるため、幽霊部員のような現役でない医師もカウントされているので、実際はもう少し下位の順位となります。

今までの政策に問題があったのをわかった以上、今後はしっかり議論してほしいです。

また、日本は医師不足でありながら、病院数や医師への受診回数は世界で第２位です。

日本の医師は少ないが病院数は多いことによって、症例が分散してしまい各病院の症例数が減少して医療の質にバラつきが起こりえ

OECD加盟国の人口1,000人当たり臨床医数　OECD Health Statistics 2015

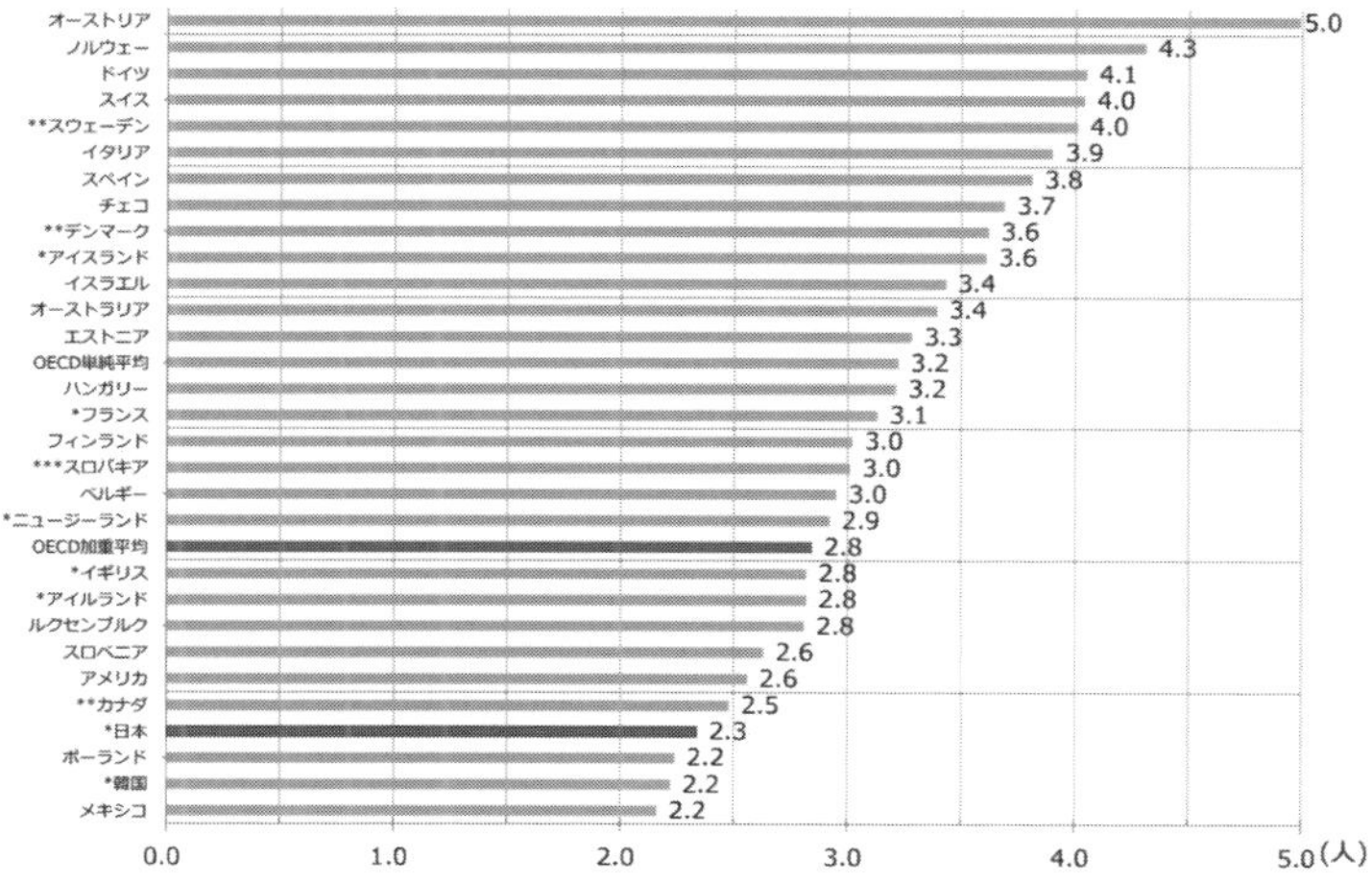

OECD 2016年数値（スウェーデンのみ2015年数値）

ます。

日本は他国よりも高齢化率が圧倒的に高いので、医療を必要とする国民が多く、病院数が多いことは、通院のしやすさにつながり、便利な面もありますが、医師数が少ないことで待ち時間が長くて診察時間が短いのであれば本末転倒です。

病院数が多いのは、私たち**国民が需要過多とすることで成り立っており**、健康意識の高い人が増えれば知らぬ間に病院は減少するでしょう。

医学部の新設をするのなら、それと同時に**地域医師偏在および診療科偏在の解消は必要不可欠**です。

この問題で、（一社）日本病院会の会長は、「需要に合わない供給体制の病院に国が多額のお金を出して支援してきたが、根本的な見直しが必要。バブル崩壊のときから指摘されてきたのに、医師会などの利害関係者が障壁となり議論が先延ばしされた」「患者の需要に合った供給

OECD加盟国の人口100万人当たり病院数

1位	韓国	73.92
2位	日本	66.51
3位	オーストラリア	55.81
4位	フィンランド	47.68
5位	フランス	45.84

OECS 2016年数値（スウェーデンのみ2015年数値）

医師偏在指標

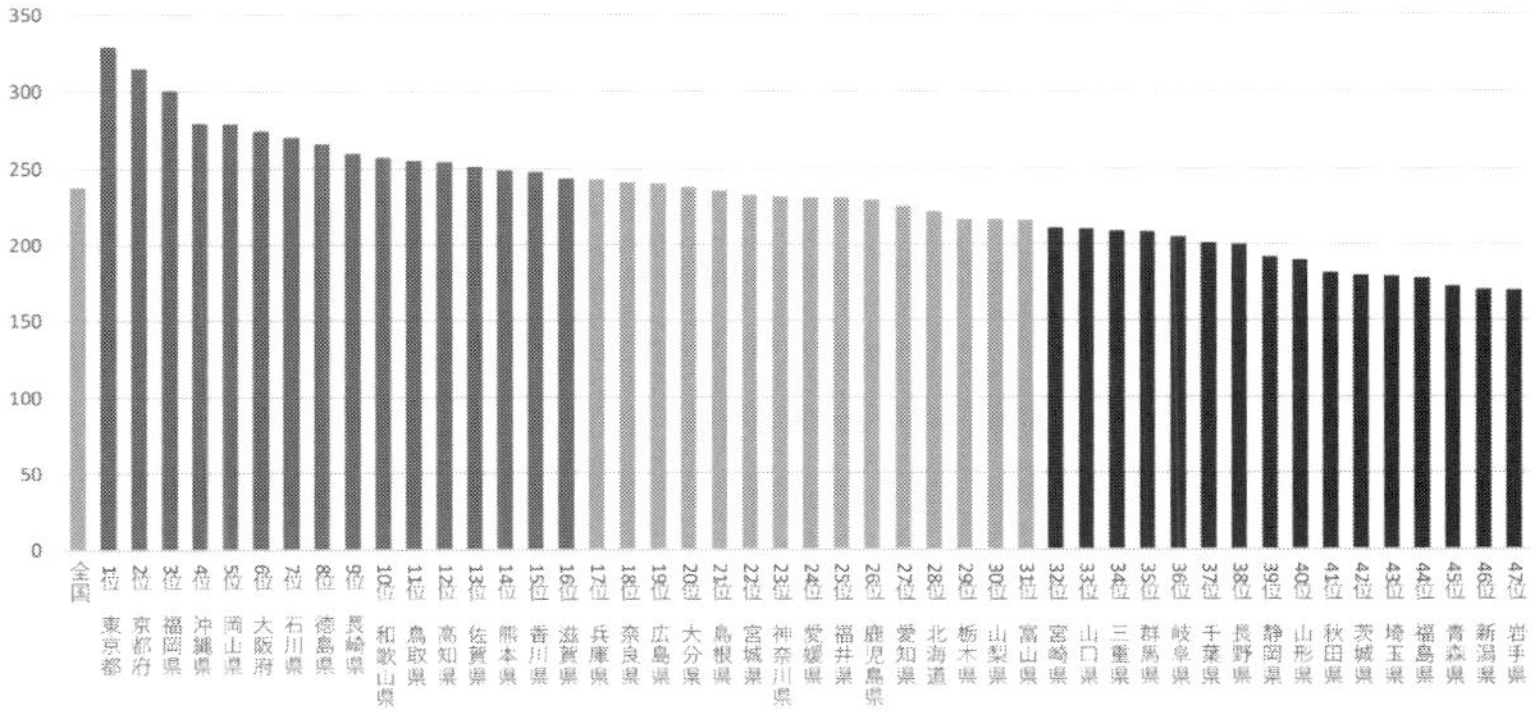

2019年　厚生労働省資料より

心療科ごとの将来必要な医師数の見通し（たたき台）

※ 事務局において機械的に計算したたたき台

	2016年			2024年		2030年		2036年		必要養成数に係る推計			
	2016年医師数（仕事量）	必要医師数（勤務時間調整後）	2016年の必要医師数と2016年医師数の差	必要医師数（勤務時間補正後）	2024年の必要医師数と2016年医師数の差	必要医師数（勤務時間補正後）	2030年の必要医師数と2016年医師数の差	必要医師数（勤務時間補正後）	2036年の必要医師数と2016年医師数の差	2016年の医師数を維持するための年間養成数	2024年の必要医師数を達成するための年間養成数	2030年の必要医師数を達成するための年間養成数	2036年の必要医師数を達成するための年間養成数
内科	112,978	122,253	9,275	127,446	14,468	129,204	16,226	127,167	14,189	2,289	3,910	3,362	2,965
小児科	16,587	18,620	2,033	17,813	1,227	17,212	625	16,374	-213	394	538	438	383
皮膚科	8,685	8,376	-309	7,999	-686	7,695	-990	7,270	-1,414	193	115	127	124
精神科	15,691	15,437	-254	14,919	-772	14,598	-1,093	14,003	-1,688	293	208	222	214
外科	29,085	34,741	5,656	34,916	5,831	34,605	5,520	33,448	4,363	907	1,587	1,301	1,139
整形外科	22,029	23,182	1,153	24,374	2,345	24,680	2,650	24,022	1,993	499	764	677	596
産婦人科	12,632	14,811	2,179	13,624	992	12,938	305	12,165	-467	284	394	304	261
眼科	12,724	12,054	-670	12,336	-388	12,293	-432	11,830	-895	271	227	242	228
耳鼻咽喉科	9,175	8,967	-208	8,621	-554	8,345	-830	7,946	-1,229	219	156	163	158
泌尿器科	7,426	8,320	894	8,599	1,173	8,653	1,228	8,429	1,003	199	334	285	251
脳神経外科	7,713	9,021	1,309	9,789	2,077	10,170	2,457	10,235	2,523	189	423	355	314
放射線科	6,931	7,061	130	7,147	215	7,126	195	6,918	-13	154	177	167	153
麻酔科	9,496	10,076	579	10,126	630	10,036	540	9,701	204	232	305	270	243
病理診断科	1,887	2,178	291	2,189	302	2,170	283	2,097	210	48	81	67	58
臨床検査	567	632	65	639	72	638	70	619	52	21	30	27	24
救急科	3,656	4,250	594	4,302	645	4,289	633	4,164	508	93	172	140	121
形成外科	3,321	3,431	110	3,448	127	3,417	97	3,303	-18	95	109	102	94
リハビリテーション科	2,399	2,489	90	2,519	120	2,512	112	2,439	39	51	64	59	53

2019年　厚生労働省 検討会資料より

体制が整えられれば、約8000ある病院は多くても約4000あれば済む」と2019年の週刊東洋経済誌のインタビューで発言しています。

厚生労働省は「医療従事者の需給に関する検討会」において診療科ごとの将来必要な医師数の見通しを出しました。

現在と2036年も過剰とされているのが眼科・皮膚科・耳鼻科・耳鼻咽喉科の4科であり、2036年に最も増員が必要であるとされているのは内科の約1万4000人で続いて外科の約4300人です。

近年、ワークライフバランスで選ぶ医師も増えています。

医療版マイナンバーカードに反対

政府は、健康保険証の代わりにマイナンバーカード（ICチップに健康保険証の情報等を書き込む）を使用する「医療版マイナンバーカード」の導入を検討しておりますが、日本医師会は「患者のプライバシー保護や安心の観点から容認できない」と反対をしています。

その代わり、マイナンバーカードの個人番号とは切り離して、医療機関専用の個人番号を発行する「医療等ID」の運用案を示しています。

政府考案のさまざまな個人情報をまとめてしまう「医療版マイナンバーカード」と、日本医師会考案の情報漏洩を危惧した「医療等ＩＤ」のどちらの制度も、導入される前に、いまだ手書きカルテの病院は他の医療従事者が解読できない可能性もあるため、病院の全てでカルテの電子化をする必要があります。

しかしながら、どちらの制度であっても、導入されると、病院を変更した場合でも自身の診察結果およびカルテ等のいままでの医療情報がスムーズにわかるようになり、カルテ等の情報および服薬情報を共有すれば不必要な多剤服用を減らすことや、救急車で運ばれた際の適切な治療や無駄な検査等の減少にも期待できます。

今まで、医療行為を受けた際には健康保険証の被保険者番号で個人を特定していましたが、保険者ごとに発行されているため、結婚や転職および後期高齢者になると加入する保険者が変更してしまうことで、被保険者番号も変わり過去の治療歴は途絶えてしまいます。

日本医師会考案の医療等ＩＤは、医療機関では「医療等ＩＤ」、行政機関では「マイナンバーカード」と使い分けるため、国民からすれば面倒に感じますが、万が一紛失してしまった時のリスクは軽減されます。

政府の「医療版マイナンバーカード」を導入するのであれば、まずはマイナンバーカードの普及率約13％（２０１９年現在）を改善することが必要不可欠です。

特定看護師制度に反対

特定看護師制度は、新たな資格ではなく国が法律上位置付けした制度です。

２０１５年に厚生労働省が施行した「特定行為に関わる看護師の研修制度」によって名称され、現在の看護師技術だけでは医師の補助としては不足しているため、今後増加される在宅医療で看護師が活躍できるように設けられました。

厚生労働省は、さまざまなリーフレットを作成し「未来の医療を支える研修制度」として10万人以上の養成を目指しており、特定看護師の必要性と研修の受講を推進しています。

指定研修機関は、全国に１１３カ所（２０１８年）あり、研修期間はおおむね４カ月～２年間とされていますが、研修終了後は「看護師の診療の補助を行なわせる患者の症状の範囲」に

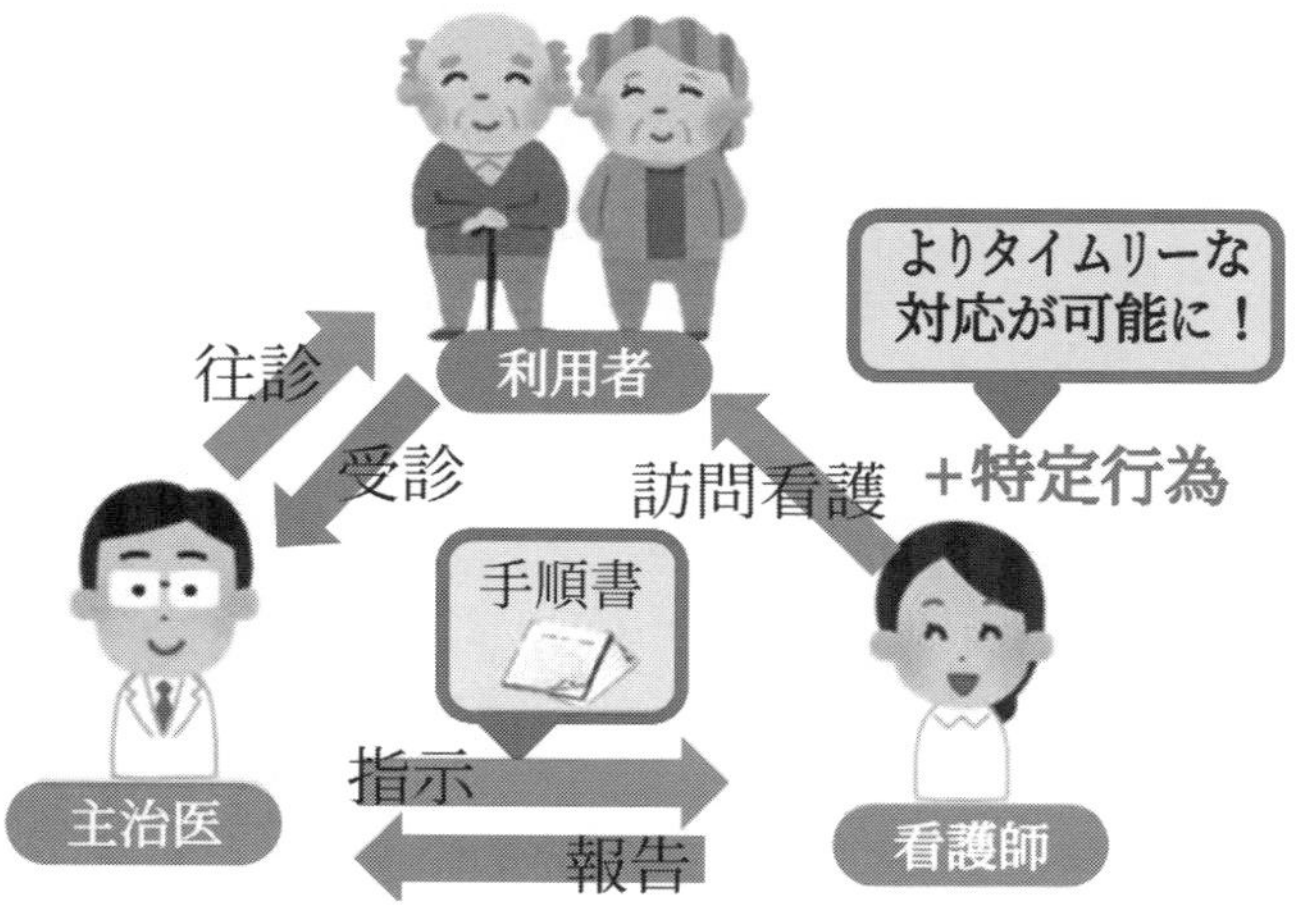

厚生労働省　作成リーフレットより

「特定行為に係る看護師の研修制度」で、変わること

1 見える

医師・歯科医師があらかじめ作成した「手順書」に基づいて看護師が行える「特定行為（診療の補助）」が明確になりました。

2 身につく

特定行為研修により、今後の医療を支える高度かつ専門的な知識と技能を身につけた看護師が育成されます。

3 見極める

特定行為研修を修了した看護師が患者さんの状態を見極めることで、タイムリーな対応が可能になります。

より医師からの手順書（指示書）をもとに、特定看護師は21区分の38種類の医療行為が認められています。

しかし日本医師会は、定例記者会見において特定看護師の問題点についても苦言をしています。

①医師不足を補うために看護師に医師の代わりをさせたいと一部の医師の主張である。

②看護の自律やキャリアアップのため特定看護師制度を望む一部の看護師の主張である。

③看護師の業務拡大により、医療の安全が損なわれるのは本末転倒である。

④国民や患者が望む制度なのか。

⑤信ぴょう性の高い医療行為および難しい判断を伴う医療行為は医師が行なうべきである。

⑥「ミニ医師」ではなく、看護師にしかできない業務を究めるべきである。

特定行為区分	特定行為
呼吸器（気道確保）	経口、経鼻用気管チューブ位置調整
呼吸器(人工呼吸療法)	侵襲的陽圧換気の設定を変更 非侵襲的陽圧換気の設定を変更
	人工呼吸管理されている者への鎮静薬投与量の調整
	人工呼吸器からの離脱
呼吸器(長期呼吸療法)	気管カニューレの交換
心嚢ドレーン管理	心嚢ドレーンの抜去
胸腔ドレーン管理	低圧胸腔内持続吸器の吸引圧設定変更
	胸腔ドレーンの抜去
腹腔ドレーン管理	腹腔ドレーンの抜去 （腹腔内に留置する穿刺針の抜針含む）
ろう孔管理	胃ろうカテーテル、腸ろうカテーテル 胃ろうボタンの交換
	膀胱ろうカテーテルの交換
栄養カテーテル管理	中心静脈カテーテルの抜去
	末梢留置型中心静脈カテーテルの挿入
創傷管理	褥瘡、慢性創傷の治療における血流のない壊死組織の除去
	創傷に対する陰圧閉鎖療法
創部ドレーン管理	創部ドレーンの抜去
動脈血液ガス分析	直接動脈穿刺法による採血
	橈骨動脈ラインの確保

特定行為区分	特定行為
透析管理	急性血液浄化療法における血液透析器、血液透析過器の操作および管理
栄養又は水分管理に係る薬剤投与	持続点滴中、高カロリー輸液投与量調整
	脱水症状に対する輸液による補正
感染に係る薬剤投与	感染徴候がある者への薬剤臨時投与
血液コントロールに係る薬剤投与	インスリン投与量の調整
術後疼痛管理	硬膜外カテーテルによる鎮痛剤の投与、投与量の調整
循環動態に係る薬剤投与	持続点滴中のカテコラミン投与量調整
	持続点滴中のナトリウム、カリウム、クロールの投与量調整
	持続点滴中の降圧・利尿剤の投与量調整
	持続点滴中の糖質輸液の投与量調整
神又は神経症状に係る薬剤投与	抗けいれん剤の臨時投与
	抗精神薬・抗不安薬の臨時投与
皮膚損傷に係る薬剤投与	抗癌剤その他の薬剤が血管外に漏出時ステロイド薬の局所注射、投与量調整

厚生労働省　作成リーフレットより

医薬品のスイッチOTC化に反対

日本の薬は、医師の処方箋を必要とする「医療用医薬品」と、ドラッグストア等で医師の処方箋が必要のない「OTC医薬品」の2種類があります。

また、医療用医薬品からOTC医薬品に切り替え（スイッチ）した医薬品のことを「スイッチOTC医薬品」とされています。

日本医師会は、今までも避妊薬などのスイッチOTC化に反対していましたが、厚生労働省は2012年に生活習慣病（高脂血症）を対象とした薬である「エパデールT」のスイッチOTC化を承認し、これには日本医師会が猛反対をした結果、「要指導医薬品」と厳しい販売条件を課されてしまいました。

しかし2019年には「要指導医薬品」から「一般医薬品第1類」の緩い販売条件に変更されたため、対面指導および書面での情報提供は必須とされるが、国民がドラッグストアやインターネットで安易に購入可能になったのです。

しかし、日本医師会の常任理事は再び猛反対をし、このような主張をしました。

「生活習慣病の治療薬は、患者に自覚症状がなく、薬が効いたかわからない」

「生活習慣病患者は、服用さえすれば治療できるとの誤解を生む」

「生活習慣病対策は、厚生労働省が示しているように1に運動、2に食事、3に禁煙、最後に薬であるため、まずは運動療法と食事療法に取り組む」では、なぜ薬での治療しかできない生活習慣病外来および生活習慣病の治療を掲げる病院が多数あるのでしょうか。

また、生活習慣病は運動療法と食事療法を取り組むのが最善とされ、効かない服薬治療は最後と自ら主張しているのに、あきらかな矛盾した反対です。

もし、ＯＴＣ医薬品が増加すれば、わざわざ長時間待って医師に処方箋をもらわなくても直接ドラッグストア等でも購入ができ、国としては医療費の削減にも繋がり、ＯＴＣ医薬品を製造する製薬会社も市場拡大により収益が上がります。

日本医師会の反対からは、国民や国よりも医師の利益を必死に守りたいのが伝わります。

かかりつけ医の定額制に反対

かかりつけ医とは「日常的な診療および健康に関することを気軽に相談ができ、必要な時に専門医療機関を紹介してくれる医師」のことを指します。

国としては、かかりつけ医の報酬を月単位の定額制にすると、検査や投薬が過剰にならなくなり、医療費の抑制効果が期待できます。患者にとっても、病院に行くたびに料金がかかるのと比べて毎月の負担が軽減するだけでなく、病気の予防と早期発見にも役立てます。

また、かかりつけ医以外を受診する場合には、負担を上乗せすることで大病院の利用を減らす案も検討されています。

ところが、日本医師会は「患者が自由に医療機関を選択できる原則が崩れる等」の理由で強く反対をしています。

確かに不安な要素もいくつかあり、診察料は月単位の定額制になるため、受診し放題と勘違いされ常識外の頻度で受診する患者がいないとも限りません。

そして、収益がマイナスにならないよう余計な検査や投薬を抑える医師がでてくる可能性もあるため、かかりつけ医の定額制を導入すると、**本当に必要な検査を受けられない患者がでてしまう**恐れもあります。

厚生労働省は、２０１５年に「かかりつけ医の普及の観点からの外来時の定額負担」ついて検討をしていましたが、今回の「かかりつけ医の定額制」については、日本経済新聞の記事をもとに各場所で議論がされ始めました。日本医師会が反対の表明をしていますが、厚生労働省は「このような検討を始めた事実はない」と記事の内容を否定しているため、偽のフェイク記事または秘密情報のリーク記事のどちらかである可能性もあります。

とはいえ、これまでにも、後期高齢者診療料などの外来の定額制が議論されてきた経緯もありますので、今後は正式に検討されるかもしれません。

どちらにしろ、この問題は専門家も含めた議論が必要です。

統合医療に反対

医療には、大きく分けて東洋医学と西洋医学の二つがあります。

日本では、１８９５年の国会において、漢方医提出の「医師免許規制改正法案」が否決されて以来、さまざまな病気を治療するのに西洋医学（現代医学）が用いられるようになり、同時に医師の権限が独裁社会のように増してきました。

しかし時代が変わり、病気も**感染病から、生活習慣病が多くなった現代社会**においては、徐々に**西洋医学一択では限界を感じはじめた**との意見が増えてきたため、日本以外の先進国では西洋医学の弱点を補う手段として、代替医療も併用する「統合医療」が広まりました。

国民にとっては利点の多い統合医療ですが、日本医師会は患者を取られるのを恐れているのか、何かと理不尽な理由をつけて否定をします。

日本医師会は、所属する医師会員に向け「統合医療とその問題点」と題して、統合医療についてこのようなことをホームページで発信しています。

①エビデンス（科学的根拠）に乏しく、患者の安全・安心が確立されていない。
②統計データの国際比較によれば、わが国の医療費は決して高額とは言えない。統合医療の推進を医療費削減につなげようと目論む者たちの存在がある。

【2つの反対理由を検証】

①については、統合医療の中に含まれている代替医療の種類はたくさんあるため、確かに全ての代替医療において、安全・安心でエビデンス（科学的根拠）が確立されているとは少々疑問が残ります。

しかし、WHO（世界保健機構）やNIH（米国国立衛生研究所）が科学的に効果を証明している代替医療や、厚生労働省が統合医療に係る情報発信事業「統合医療　情報発信サイト」において代替医療のエビデンスを多数発表している療法もあります。

また、日本医師会は代替医療にはエビデンス・安全・安心が不明であると警鐘を鳴らしていますが、先進国アメリカでは二人に一人は何かしらの代替医療を受けており、いわばアメリカ国民の半分である約1億6千万人（日本の人口約1億2千万人）は効果や安全性のない医療を受けていると批判するのと同じことではないでしょうか。

日本医師会は、他の医療に関して何かと根拠やデータはあるのかと主張をしますが、データ改ざんを何とも思わない医師も中にはいることを考えると、その信ぴょう性こそ疑わざるを得ないでしょう。

例えば代替医療である、はり灸治療やマッサージなどは、60分5000円が自費負担でも、効果を感じて定期的に通う人も多くいます。

それこそが**根拠やデータよりも信ぴょう性の高い効果の実証**です。

②については、論者によって答えは違いますがOECD（経済協力開発機構）の公表した「医療統計」では、日本医療費のGDP（国内総生産）に対する比率が、OECD加盟35カ国中3位であり、日本の医療費は他国と比較しても高額なのがわかります。しかも最新の基準では長期療養や介護も含んでいるのに、日本は最新基準に準拠していませんでした。（最新基準だとさらに順位は上がる）

日本医師会は、そこまでして日本の医療費水準は低いと国民に誤認させて、診療報酬引き上げの余地がある根拠とさせたいのでしょうか。

与党が自民党から民主党への政権交代があったように、医学業界も国民の総選挙を行なったら、西洋医学から東洋医学への医権交代の可能性もありえます。

はり灸とマッサージの健康保険適応に反対

高齢者および障がい者に関わる人たちの一部には知られておりますが、あん摩マッサージ指圧師の国家資格者が自宅または施設に訪問して、健康保険を利用して医療的マッサージを受けられるサービスがあります。※但し条件あり

それと似たサービスで、はり師・灸師の国家資格者による、はり・灸の施術も健康保険を利用して受けられるサービスがあります。

この2種類のサービスはとてもわかりにくく、施術する資格者も保険適応内容も全く別物です。

両方のサービスとも、決められた書式による医師の同意書が必要であり、法律上は医師も行なうことはできますが、はり・灸については、東洋医学を理解していない医師が多いため、はり・灸の同意書をいただくハードルが高いのも現状です。

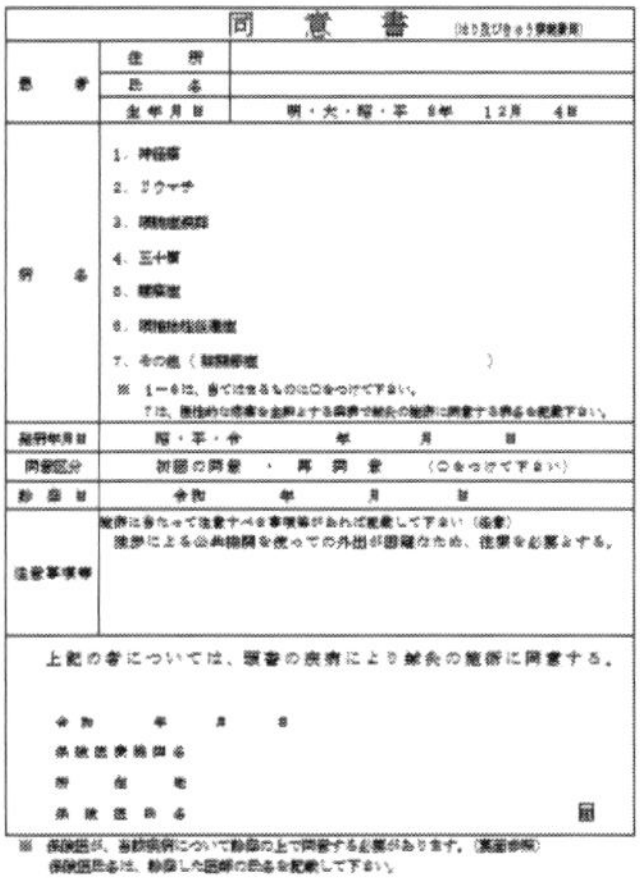

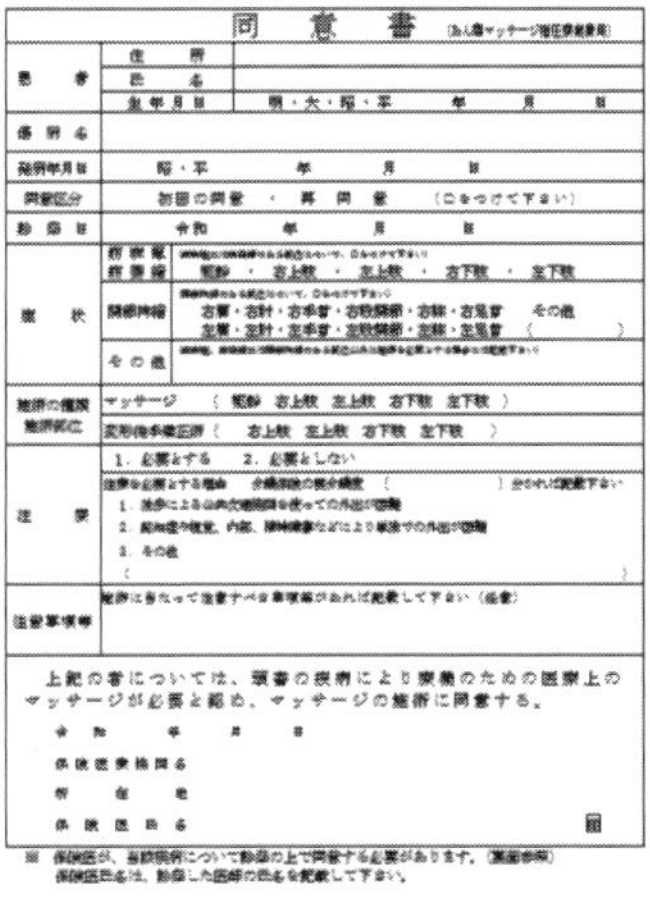

【マッサージ】

あん摩マッサージ指圧師が行ない、保険対象者は診断名によることなく筋麻痺・筋委縮・筋拘縮等があり医療上マッサージを必要とする人です。

【はり・灸】

はり師・灸師が行ない、保険対象者は慢性的な症状であって医師による適当な治療手段のない人で、疾病は、神経痛・リウマチ・頚腕症候群・五十肩腰痛症・頚椎捻挫後遺症・膝関節症等の人です。

はりおよび灸の場合に限り注意事項として、同じ疾病の処置や投薬等を、他の医療機関にて行なっている場合は健康保険適応の対象外となります。※同意書は裏面に注意事項の記載があります。

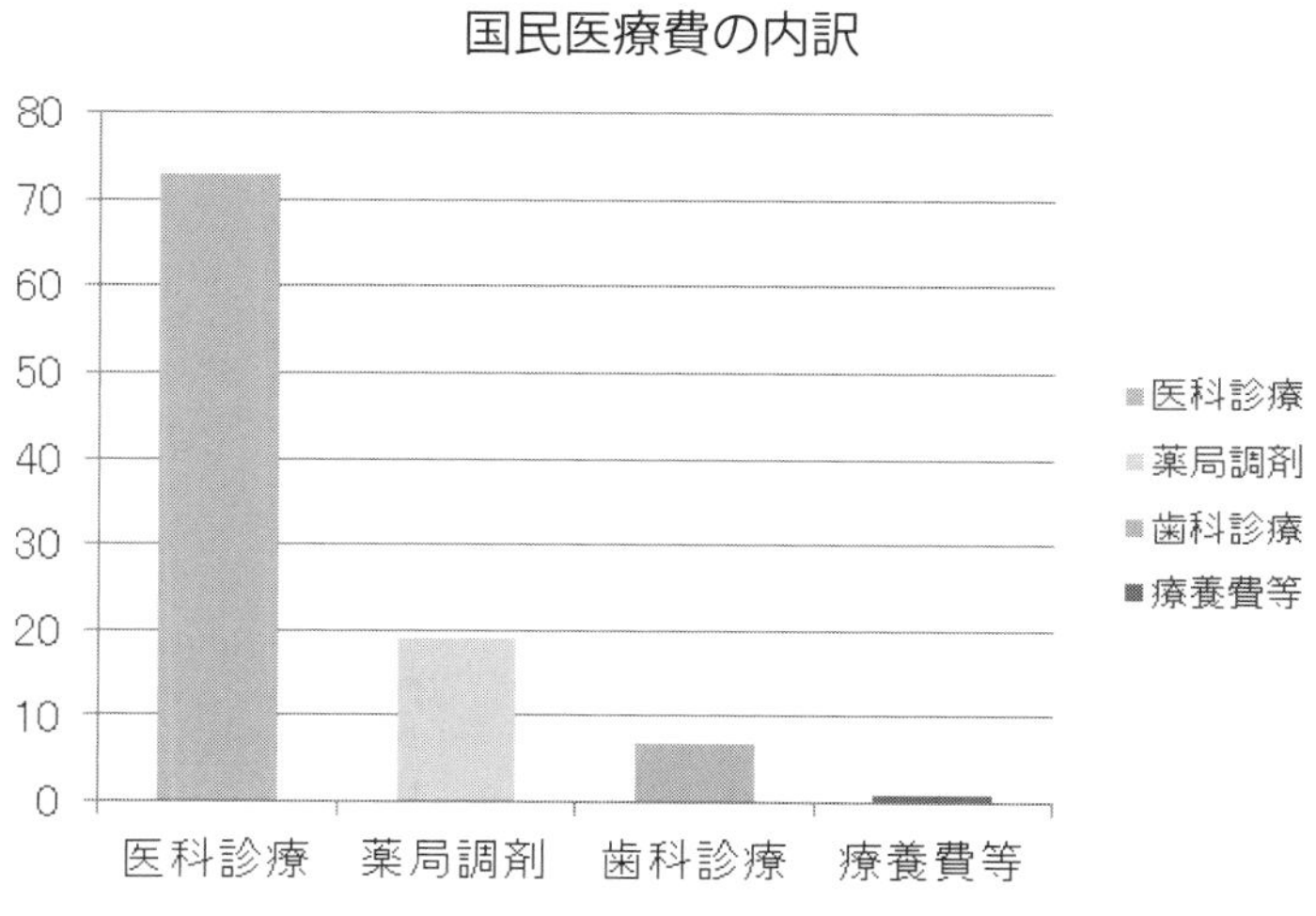

超高齢社会に伴い、日本の国民医療費は毎年増加しているため、国の社会保障改革では後期高齢者の窓口負担を1割から2割に引き上げたり、市販薬と同成分の薬は保険適用から外すことを検討しています。

2017年の国民医療費は43兆710億円となり、前年より9329億円（2・2％）の増加となっている中で、はり・灸およびマッサージの医療費割合を調べてみました。

診療種類別の割合では、医科診療71・6％、薬局調剤18・1％、歯科診療6・7％となり、はり・灸およびマッサージ等が含まれている療養費の割合は1・2％（5287億円）です。

療養費等の割合の中で、いまだ圧倒的に占めている接骨院は、全体の65％（3471億円）を独占し、マッサージは13％（733億円）、は

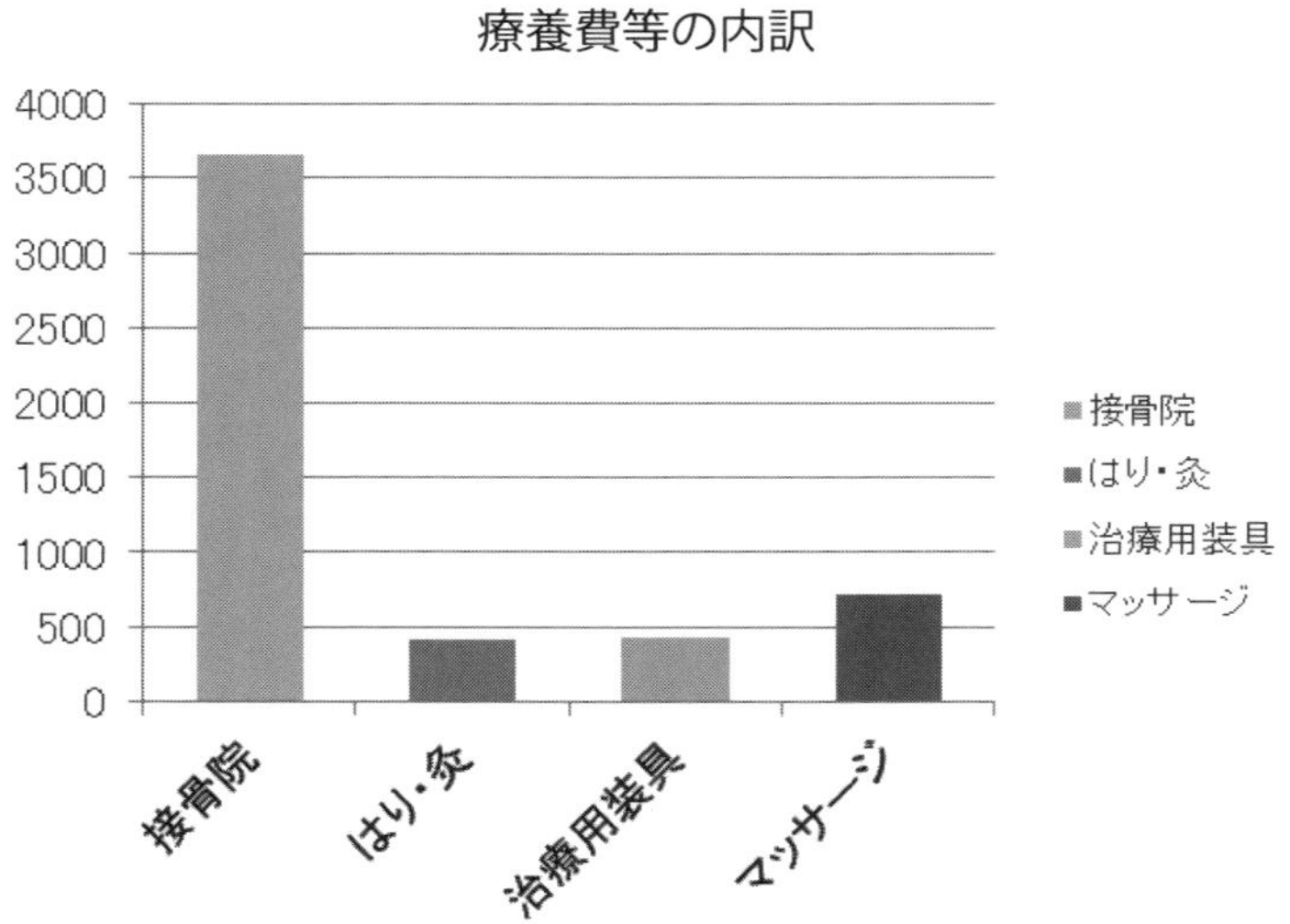

り・灸は７％（４１６億円）となります。

しかし、度重なる接骨院の不正がニュースで取り上げられるため、国は接骨院の不正対策を強化しています。その結果、５年前より接骨院の療養費扱いは下降していく中で、はり・灸およびマッサージの療養費扱いは上昇しているのです。

国民医療費の中ではマッサージは０・16％、はり・灸は０・09％と少額ですが、不正行為が目立つと医療保険対象外となるでしょう。

厚生労働省は、医師会に対して「医療保険適応の症状であれば速やかに同意書を交付するように」と通達していますが、地域の医師会によっては加入の病院やクリニックに対し「同意書を交付するな」と圧力をかけているところもあります。

日本医師会は公平性や平等性を掲げていますが、医療的マッサージまたははり・灸が必要な人でも地域によっては受けられません。皮肉にも公平性を無視しているのは医師会です。

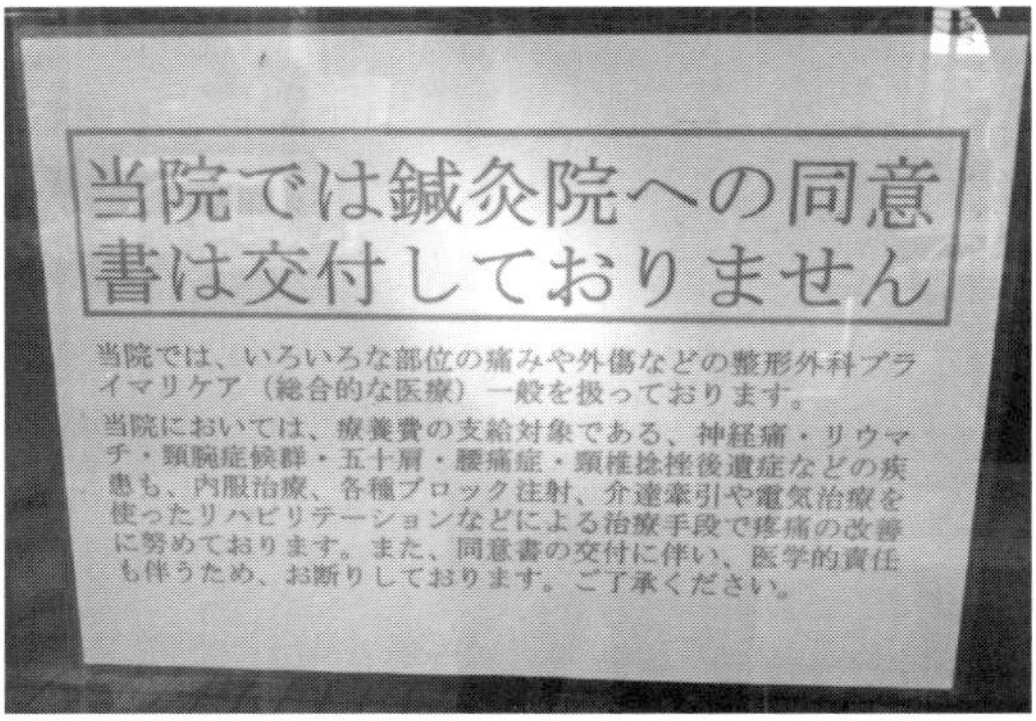

東京都○○区のクリニック入口窓ガラスより

第三章　現代医療の問題点

医原病について

医原病とは、医療行為が原因で生じてしまう病気のことで、主な原因としては医療過誤・医療器具・不適切な検査手術・薬の副作用が挙げられます。

米国の交通事故死亡者は年間4万〜4万5千人ですが、医現病による死亡者数は年間20万〜42万人もいるため、米国の市民団体は**医師や病院と関わらなければ死なずにすんだ人が多数いた**と告発をしています。

日本はどうなの？　と気になりますが、日本医師会及び厚生労働省はこうした調査をしないので、日本での医現病による死亡者データはないのです。

海外の雑誌では医原病の特集が組まれて、「米国医療費の30〜40％は不要な医療に支払われている」「入院患者の25％ほどが不要な検査漬け・薬漬け・手術漬けにされており、念頭にあるのは患者の回復ではなく、病院経営の回復」と厳しい内容で批判されています。

日本の良心的なマスコミも、ようやく現代医療および薬の多剤服用の危険性に気づいてきたようで、週刊誌等の雑誌で医療に対しての警告をする記事が目立ってきました（テレビではなにかしらの圧力により報道を控えているようですが）。

２０１６年、ある週刊誌は数カ月にわたり薬や現代医療を批判する記事を連載した結果、複数の医師が記事により診療に影響があると答えていました。

少なからず、これだけの影響があり医師が被害を受けているのであれば週刊誌を訴えることもできますが、日本医師会は一連の記事を確認して「情報を鵜呑みにせず、かかりつけ医に相談するように」と公表をしただけでした。

おそらく、記事の中身は**現役の医師や医大教授が証言しているのが多いため、信ぴょう性も高い**と思われ、反論材料が見つからないのではないでしょうか。

また、近年も各週刊誌で現代医療を批判する内容が多数記載されています。

【2019年発売の週刊誌記事　一部抜粋】

①クスリの大罪　～製薬会社・医師・薬局　知られざる癒着の構図～
②薬で治さない生活習慣病治療薬　～治療の新しい考え方～
③病院はこんなに怖いところ　～治らない手術・成功率40％以下の手術～
④医療ミス1380の実例　～まさかと思うことが、こんなに起きている～
⑤実例50　私は薬と病院をかえて元気になった　～病院は怖いところ～
⑥飲まなきゃよかったと後悔する薬　～本当に患者のためなのだろうか～
⑦その検査は病院が得するだけ　～うつ病は薬を飲むほど悪くなる～
⑧ぴんぴんころりのコツは病院に行かない　～行かない我慢と努力を～
⑨患者に出しても医者ならまず飲まない薬　～治らないけど副作用はある～

⑩治らない薬　～飲み続けたら治るのではない、飲んだら治るのが薬です～
⑪医者の「過剰診断」と病院の「過剰検査」　～気をつけましょう！～
⑫医療先進国はなぜ「多剤服用」を認めないか　～薬４種類以上は危険～
⑬「検査したから」が間違いのもと　～血圧は検査の仕方で違う～
⑭専門医「私は絶対に飲まない薬」　～降圧剤・胃薬・鎮痛剤～
⑮手術は成功、意識は不明　～心臓だけが動き続ける不幸～
⑯自治体のがん検診は見落としが３割超え　～医師が警鐘告発～
⑰血圧１４０未満に降圧剤は不要！　～新ガイドラインに医師が警鐘～
⑱薬を減らしたらこんなに元気になった　～厚労省警告～
⑲ついに厚労省が発表した「不調を引き起こす要注意薬」　～最新リスト～
⑳海外ではＮＯ！「日本人ばかり飲んでいる薬」　～こんなにあった～
㉑日本人は知らない「薬の真実」　～医師・薬剤師２００人アンケート～
㉒薬は６種類以上のんではいけない！　～多剤服用の知られざる恐怖～
㉓それでも医者・病院が信じられない　～医療大特集～
㉔無駄な検査・いらない手術　～やるのは日本だけ、世界はやってない～
㉕病院を替えて本当によかった！　～薬が半分になった～

精神疾患について考えてみよう

２０１１年に４大疾病（がん・脳卒中・心臓病・糖尿病）に５大疾病として精神疾患が加わり、現在は精神疾患を有する総患者数は約４百万人おります。

現代社会において、多くの人がストレスに満ちた生活環境にあり心身ともに疲れていますが、この状態で病院に受診するとほぼ精神疾患者と診断されます。

米国では、精神疾患者の投薬治療には科学的根拠がなく、長期的服薬は逆に害を及ぼすと批判されていますが、日本はいまだ投薬治療に依存しており、平均在院日数も約３００日と他国に比べ異常なほど長期間入院をさせています。

薬で感情を操ることは不可能なので、抗精神薬は効いたとしても一時的に症状の一部を改善するだけで、**根本的に症状が治るわけではありません**。深刻な副作用を起こす可能性も知りながら、精神医療の利権を保つためにダラダラと長期間かけて服薬治療を行なう医師が少なからず存在します。

社会背景や環境によっては多少の精神疾患患者の増加は考えられますが、これほど異常なくらい心療内科と患者が増加した背景には、高額な医療機器も必要なく机一つで始められて、診療の対象となる臓器がはっきりと決まっていないため、診断も非科学的で安易にくだせることから、患者も囲いやすく長期間通院させ儲けられると考えて始めた医師が多いからではないでしょうか。

その結果、うつ病になってしまった人が増加したというよりは、疾患名をつけられて薬漬けにされている被害者が急増しているように思えます。

国は、医師を中心とした「精神障害にも対応した地域包括ケアシステム構築」を目指していますが、下のグラフを見ていただくとわかるように、むしろ医師と関わり精神疾患患者とされてしまった人が増加しただけです。

本来、精神疾患の場合、**ていねいなカウンセリングが非常に重要**です。患者の状態、気持ち、そうした状況になってしまった経緯や背景に耳を傾けることが基本中の基本。そのため、公認心理師という国家資格も定められ、その他にも臨床心理士、精神保健福祉士といった専門家がいるのです。

ところが日本では、医師免許さえ持っていれば

精神疾患　患者数の推移

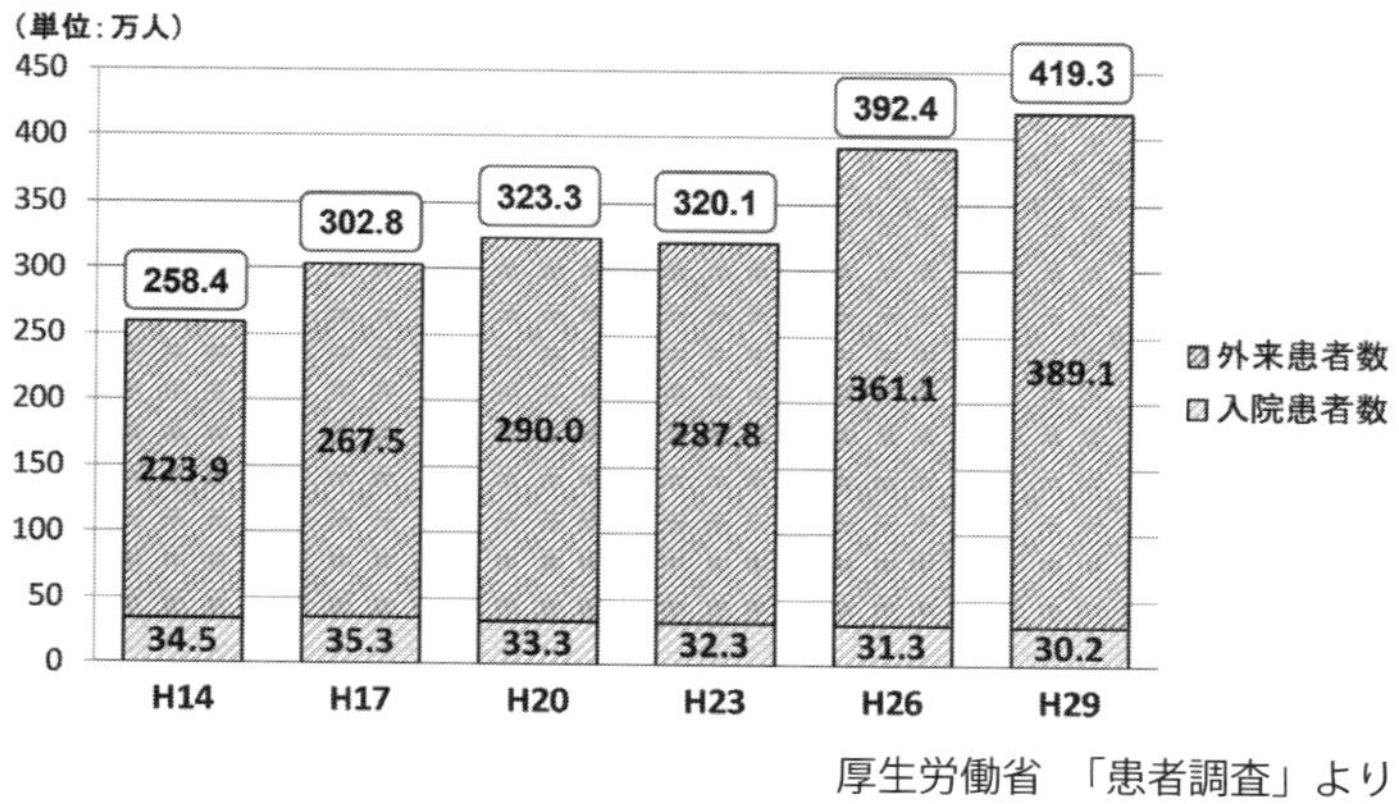

厚生労働省　「患者調査」より

麻酔科などの一部を除いて、どの診療科でも自由に掲げることのできる「自由標榜制」であるため、対話によるカウンセリング技術をもたない医師でも、簡単に心療内科を名乗れます。さらには、**1分診ても、30分診ても、診療報酬は同額**であるため、たくさんの患者を診たほうが利益になるのです。そのため、患者の話をあまり聞かず、簡単に薬を処方してしまうケースが後を絶ちません。

心の病気になりそうと感じたら、環境を変えて休むことが最も大切で、多くの根本的な原因と思われる、対人関係および環境からまずは離れましょう。

安易に心療内科に行ってしまうと、何かの病気を診断されて薬漬けの日常生活が始まり、症状が悪化し改善が遠のく可能性があることを覚えていてください。

精神疾患　外来患者数の推移（年齢別）

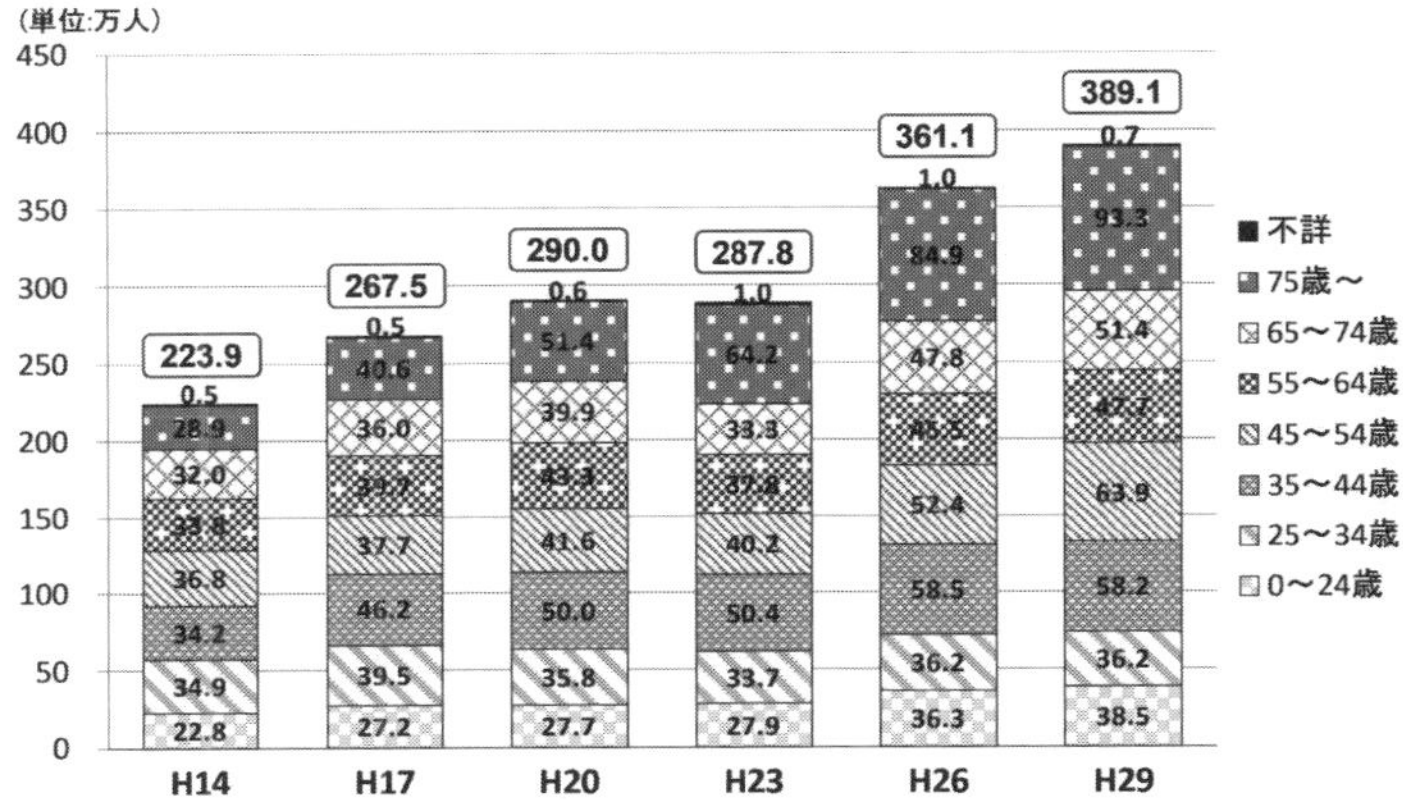

厚生労働省「患者調査」より

２０１９年7月の読売新聞の記事です。

「88歳の女性は、認知症の終末期で余命1カ月と申告され、家族は自宅で看取ることに決めました。

しかし、その後に抗精神病薬の投薬を中止すると2日後には言葉を発するようになり、３カ月後には家の中を伝い歩きができるようになり、余命一カ月と宣告されながら、その後は11年生きることが出来て、家族に見守られて、穏やかに人生の幕を閉じました」

後期高齢者の精神疾患者とされる人が15年で3倍以上増えているのをみると、誤診で投薬治療されている被害者が多いのではないかと疑ってしまいます。

また、多くの心療内科およびメンタルクリニックは予約制としていることにも疑問を感じています。多くは薬の切れる一カ月後に予約をしますが、精神疾患者は日々の気持ちに波があり、予約した日がたまたま不安感の強い日であった場合、医師は薬が効いてないと判断し、薬の増薬または変更をしてしまいます。

本当に辛い症状で苦しむ重度の人は、苦しい時に医師に相談したいのに、予約制ですと気軽に診てもらえません。

一人ひとりに時間を費やして話を聴き、**根本的な原因や解決方法を考えることもせず、定期的に薬を処方するだけの治療**を医学と呼べるのでしょうか。

抗うつ薬は、脳内のセロトニンを増加させるのを目的としていますが、米国の精神医学雑誌の記事では「10年以上にわたる研究および遺伝子関連解析の結果、うつ病の病理生体においてセロトニンの欠陥に関係すると思われる科学的根拠はほとんど存在しなかった」と記載されています。

うつ病には「セロトニンの減少は関係ない」と証明されているのにも関わらず、長年投薬治療を続けている医師は、治療方法を考え直す必要性が大いにあると思われます。

そもそも、脳内のセロトニン濃度を測定する手段はないため、投薬によってセロトニンが増加しているのかでさえもわかりません。

心療内科およびメンタルクリニックで症状の改善された人もいますが、通院し始めてから生活環境や人間関係に変化があり、服薬以外での原因や対症療法で改善している可能性もあるのに、薬で改善されたと勘違いしてしまっている医師や患者も多いのではないでしょうか。

重度の精神疾患では、プラセボ（偽薬）効果も期待できるため、投薬治療を完全に否定しませんが、軽度の場合は他の治療選択を検討するべきです。

誰もが、**やる気のない時や気分が沈む時はあります**。**うつ病概念を拡大してそれを「新型うつ病」と呼ぶ日本の現代精神医学**は馬鹿げています。

うつ病の診断基準には、米国精神医学会の「精神疾患の診断・統計マニュアル」であるDS

M－5（2014年）を参考に診断をされる医師は多いです。9項目の中から5つ以上が2週間以上続いた場合、うつ病と診断することになっていますが、米国人向けに作成された基準であるのに、環境の違う日本人を当てはめて診断しても大丈夫なのか疑問です。

そもそも、このような診断基準マニュアルがあるのであれば、**初めて会う医師よりも、ご家族などの身近の人のほうが、本人の元気な時や性格または人間性も知っているので正確な診断ができる**はずです。

初診でかかった医師とは初対面であり、短い診察時間では本人の性格なども何一つわからず、もともと明るい性格だったのか、それとも暗い性格だったのかによっても症状の重大さは変わってきます。

医師は診察時の症状や診断基準だけで診断するのでなく、症状が発生した原因や経緯などの本質にも目を向けて診断するべきで、それには時間もかかる。薬を処方するのはそれからでもよいはずです。

他国では、抗うつ薬を服用すると、どれほど効果があるかを調査した研究結果があります。

イギリスでは、うつ病患者148人を対象に6カ月間、服用した人

抗うつ薬の効果を調査した研究結果一覧

	服薬した	服薬しない	調査人数
イギリス	33％軽減	62％軽減	148人
オランダ	50％回復	76％回復	不明
カナダ	19週間	11週間	950人

と服用しない人で症状の軽減率を調査した結果、服用しないほうが倍近く軽減されています。

オランダでは、服薬した人の50％が症状回復したのに対し、服用しないで症状回復した人は76％です。

カナダでは、うつ状態にあった期間が、服用していた人は平均19週間あったのに対し、服薬しなかった人は、平均11週間でした。

日本では、抗うつ薬の効果を検証して発表すると、製薬会社と精神科医は大変困るため調査しませんが、日本だけ服用した時の結果が良いはずはありません。

著者が精神疾患者と診断された経緯

過去に私は、精神疾患の不安症と診断されて服薬治療をしたことがあります。

原因は、不景気により勤めていた職場の賞与がなくなり、将来に不安がつのり落ち着かない気持ちと睡眠不足となり、心療内科を受診してしまったのです。

初診で医師に10分ほど現状を話した結果、不安症・自律神経失調症と診断されて処方箋をもらいましたが、薬の副作用および具体的な治療期間等のインフォームドコンセント（説明と同意）は一切ありませんでした。

毎月1回受診をすることになり、診察時間は1分~3分で毎回「薬は効いていますか?」と聞かれ、「そんなに変わりがない」と答えると、「薬を変えてみましょう!」、または「薬を増やしてみましょう!」と言われ処方箋をもらい診察終了でした。

わたしは、人体実験をされている気持ちになり、薬の副作用のせいか体重が15キロも増え、身体も日々だるく、たちくらみ、不快感も増し、人に対しても攻撃的な性格となってしまい、逆に症状が悪くなっていくのを感じました。

医師にそのことを相談すると「薬を増やしましょう!」と言われるだけで、最終的には薬の数が5種類となりました。

治療を開始してから半年経過しましたが、精神も身体も改善どころか悪くなっているのが客観的にわかり、薬というものに不信感も高まっていたため、代替医療の鍼灸・ヨガ・瞑想等での療法を試してみることにしました。

それと同時に断薬することを医師に相談しましたが、急に断薬すると数々の離脱症状が表われると言われ、半年間かけて減薬しながら代替医療を取り入れた結果、すべての症状がなくなり、健康な自分に戻ることができました。

私は、あの時に心療内科への受診をせずに、会社をしばらく休むなりして、他の治療法を行なっていれば1年間苦しい思いをすることはなかったのではと悔やみきれません。

たとえば、こんなことを不信に思いました。

①医師から処方された処方箋を薬局に持っていき、始めてそこで副作用についての説明を受けましたが、診察時に医師から副作用や飲み始めると安易に断薬ができないなどのマイナス面もきちんと説明を受けていれば、この時点で他の治療法を模索していたと考えられます。

医療法第1条の4第2項では「医師およびその他の医療の担い手は、医療を提供するに当たり、適切な説明を行ない、医療を受ける者の理解を得るように努めなければならない」と示されていますが、全く行なっていませんでした。

処方する医師が責任をもって、治療計画および薬の副作用等を説明するべきではないでしょうか。

②国は、精神疾患の薬物療法に対して、国民の税金で負担をしている自立支援医療制度（精神通院医療および向治療薬を公費負担）を設けているため、結果的に代替治療への選択肢を無くしていて公平性に欠けています。

患者は自分の意思で、受ける治療方法の選択または決定する権利があるので、国や自治体は投薬以外での治療方法も説明するべきではないでしょうか。

③診察は1カ月1回で、診察時間は毎度1分～3分ですが、前回の診療から約1カ月は経過しており、その間にはさまざまな身体や精神状態の変化があります。

１カ月間（約４万３２００分）の身体や心の状態変化を、３分以内の診察で説明して処方された薬が適正なのか疑問が残ります。

また、症状を改善させる気があるとは思えず、機械でなく人間を診ているのですから、工場のライン作業のような診療は改めてほしいと感じました。

④精神専門療法は30分未満３３０点（３３００円）で、30分以上４００点（４０００円）となっており、１分でも30分でも同一料金の診療報酬なのは明らかにおおざっぱすぎると感じました。

３分診察で服薬料と再診料合わせ４５００円、時給換算すると９万円になるので異常なほど高額です。

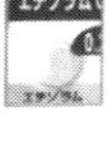	エチゾラム錠0.25mg「NP」 (般)エチゾラム錠0.25mg 熟睡できる様にする薬 不安や緊張を和らげる薬	起床	朝	昼	夕	寝前	◆ 組合せに注意が必要な薬があります。他の医療機関で診察を受けたり、薬局で薬を購入する際には、この文書を見せて下さい。アルコール含有品にも、注意が必要です。 ◆ 眠気や注意力等の低下が現れることがありますので、車の運転や危険を伴う作業は控えて下さい。また、薬の作用に影響を及ぼすことがあるので、飲酒は控えるようにして下さい。 ◆ 妊婦または妊娠の可能性のある方は、ご相談下さい。また、授乳中の方は、母乳による授乳を控えて下さい。
						1	
		１日1回 就寝前 5日分					

実際に薬局からもらう薬の説明書

【処方されたエチゾラム（デパス）錠について】

〈薬局で渡されたエチゾラム錠の詳細書〉

効能として不安や緊張を和らげる薬とあります。

副作用は、**眠気**や**注意力等の低下**が現われることがあるので、車の運転や危険を伴う作業は控えてください。

また、薬の作用に影響を及ぼすことがあるので、飲酒を控えるようにしてくださいと記載されているだけです。

一方、製薬会社は下表および次ページでもわかるように危険である重要な副作用（約１００症状）を添付文書およびホームページで記載しています。薬局からの説明書では大部分が省かれており、不信な点が多々ありました。

また、薬局での副作用についての説明および説明書の内容はとても不十分でした。

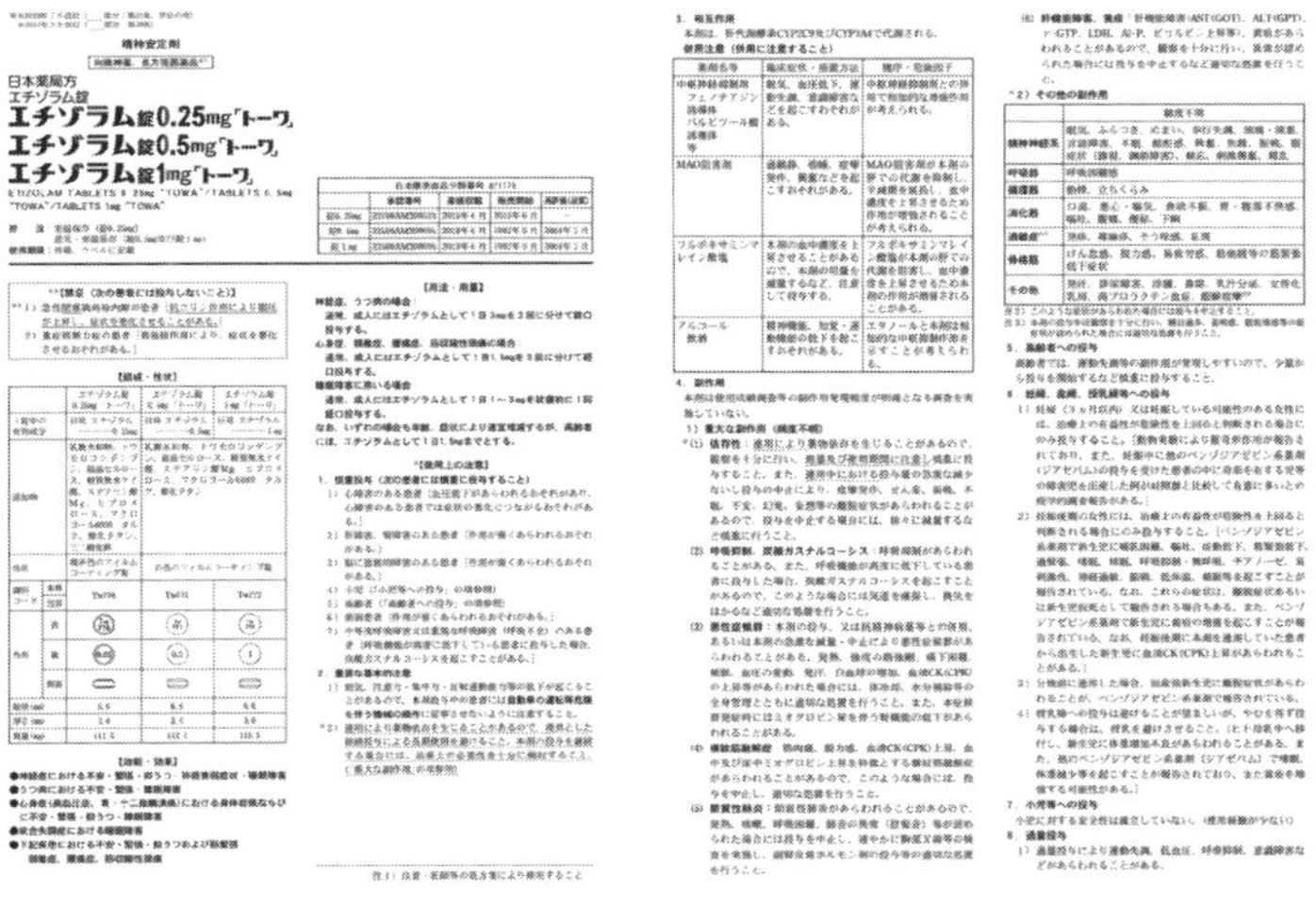

〈製薬会社が公表するエチゾラム錠の添付文書〉※副作用は4項目で記載

①注意する副作用

薬物依存・痙攣発作・振戦・不眠・不安・幻覚・妄想・離脱症状・呼吸抑制

②主な副作用

眠気・眩暈・歩行失調・言語障害・頭痛・焦燥・酩酊感・興奮・眼症状

③重大な副作用

悪性症候群・強度筋強剛・嚥下困難・頻脈・血圧変動・肺炎・他36症状

④上記以外の副作用

錯乱・動悸・口渇・嘔気・排尿障害・浮腫・眼瞼痙攣・鼻閉・他30症状

【処方されたレクサプロ錠について】

〈薬局で渡されたレクサプロ錠の詳細書〉

【副作用】

頭痛、口渇、めまい、だるさ、下痢、発疹、動悸などの11種類のみ記載

【注意事項】

自己判断での中止は、不安、興奮、めまい、頭痛等が現れる場合があります

〈製薬会社が公表するレクサプロ錠の添付文書〉

【副作用】

不安・パニック発作・興奮・不眠・敵意・攻撃性・アナフィラキシー反応・血管浮腫・失神・幻覚・錯乱状態・出血傾向・他１０５種類が記載

国内臨床試験では、１０９９症例中、７１７症例（65％）の副作用を確認

【注意事項】

20項目にわたり、さまざまな注意事項を記載

【疑問点】

①うつ病と社会不安障害は病の重さが違うのに、なぜ同じ薬なのか疑問でした。

②製薬会社の薬添付文書では、副作用１００症状、注意事項20項目の記載がありますが、薬局から渡された薬の詳細書には副作用11症状、注意事項1項目となり、約10分の1と少なく書き直された詳細書に変わっています。

③臭い物に蓋をするように、重要な副作用はすべて国民には伝えていません。

④主訴は不安で眠れないのに、なぜ服薬の副作用に不安・不眠があるのか。

⑤たった2つの症状を治すために１００以上の副作用のリスクを負うのか。

⑥厚生労働省の注意喚起を医師及び薬剤師は国民に隠しているのではないか。

⑦製薬会社の薬添付文書には、社会不安症障害の患者を対象として、本剤を最大52週間投与した結果、52週まで有効性は維持された（ただし有効例数も減少傾向）と記載されていますが、**1年以上の有効性を検査する長期投与試験は行なわれていません**。長期にわたり同じ薬を服薬していて効果がないと訴える高齢者を多くみておりますが、なぜ医師は効果のない薬を処方し続けているのか。

精神医療と自殺の因果関係

厚生労働省は、**抗うつ薬により基礎疾患の悪化・自殺念慮・自殺企図・他害行為の報告があるため**、４種類のセロトニン再取り込み阻害剤（ＳＳＲＩ）については、服用と暴力行為の因果関係を否定できないと公表しました。

それにより、薬の添付文書を改訂して、**使用上の注意には「自殺企図・他害行為が報告されている」などの記載**を加えるとして注意喚起しています。

また、厚生労働省は、医療機関で処方された抗精神薬を飲んで自殺を図る人が増えている問題を解決するため、日本医師会などの関係団体に「処方する際に**長期、多量となるのを避けるなど細心の注意を払うように**」と通知を出していますが、本来なら**患者である国民に注意喚起**

をするべきです。

なぜなら、心療内科および精神科の多くは、薬での投薬療法を中心に行なっているため、薬による被害を国民に知られるのを非常に恐れています。

また、５大疾患の患者数の年次推移は、基本敵に大きな変化はありませんが、なぜか**精神疾患の患者数だけ10年で1.5倍も増加**しています。

伝染病でもないのに異常なほど患者数が増加している病気は、疫学的にも考えられません。

１９９９年（平成11年）から精神疾患者は増加傾向になっておりますが、**自殺者の推移もこのあたりから3万人を超す**ようになってきました。

自殺と抗うつ薬との因果関係は、医薬品添付文書でも正式に認められていますが、それ以外

各種向精神薬市場規模推移

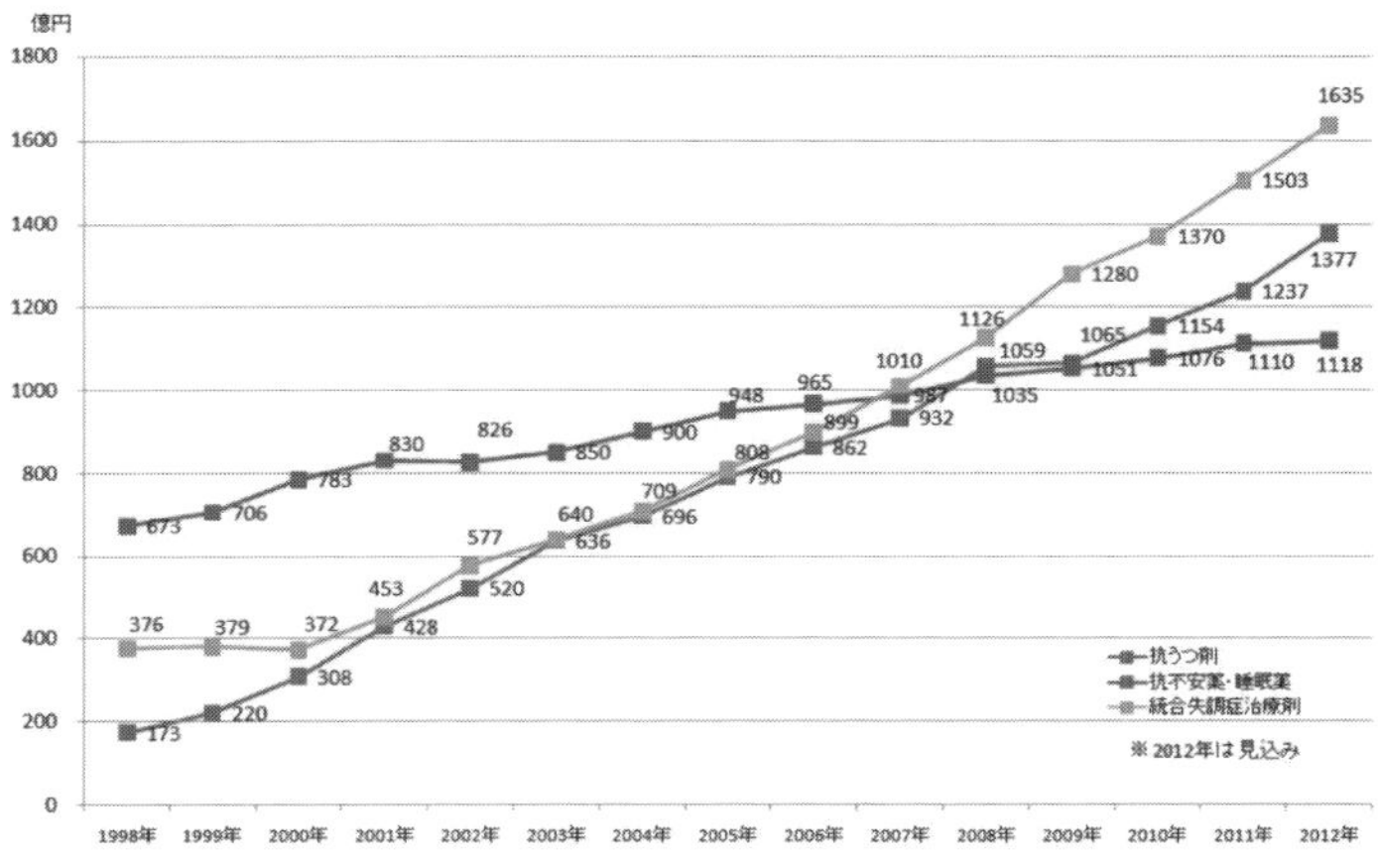

参考：富士経済「医療用医薬品データブック」

傷病別の医療機関にかかっている患者数の年次推移（図1）

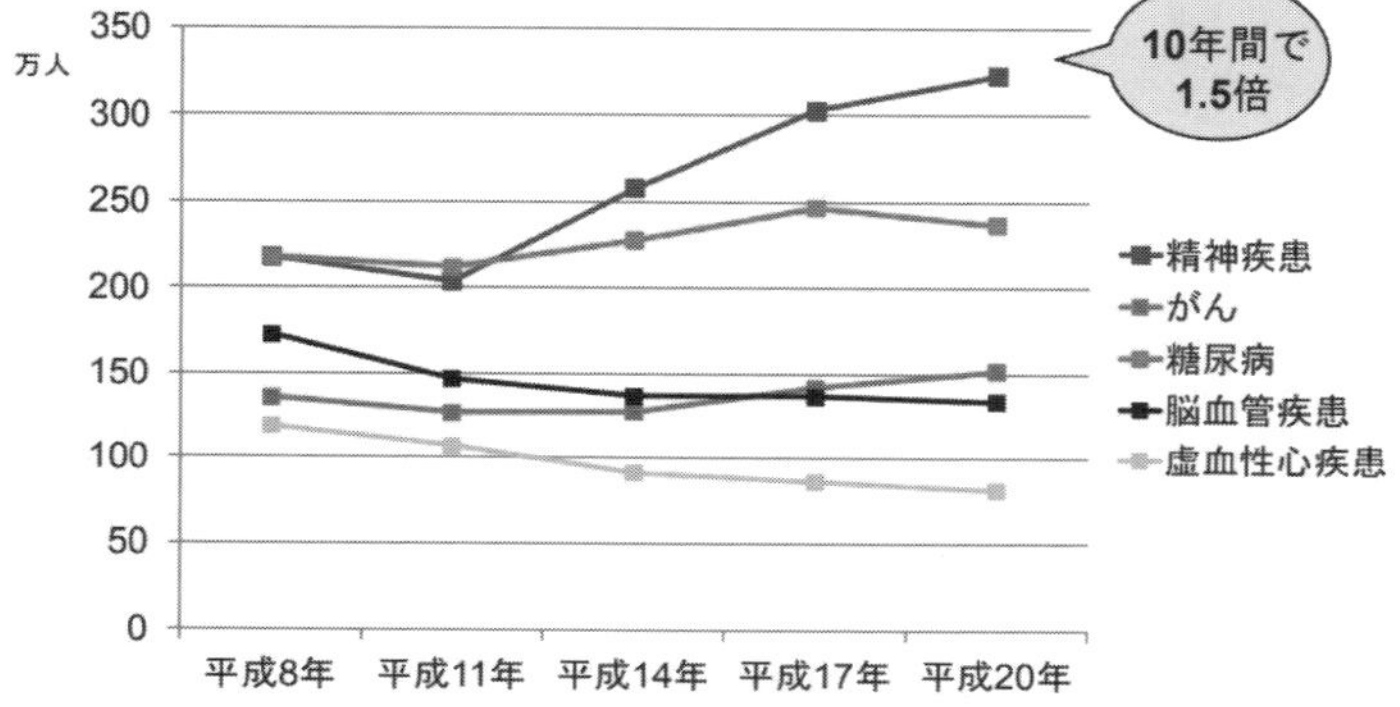

厚生労働省患者調査より

精神疾患を理由に休職した公立校教員数の推移

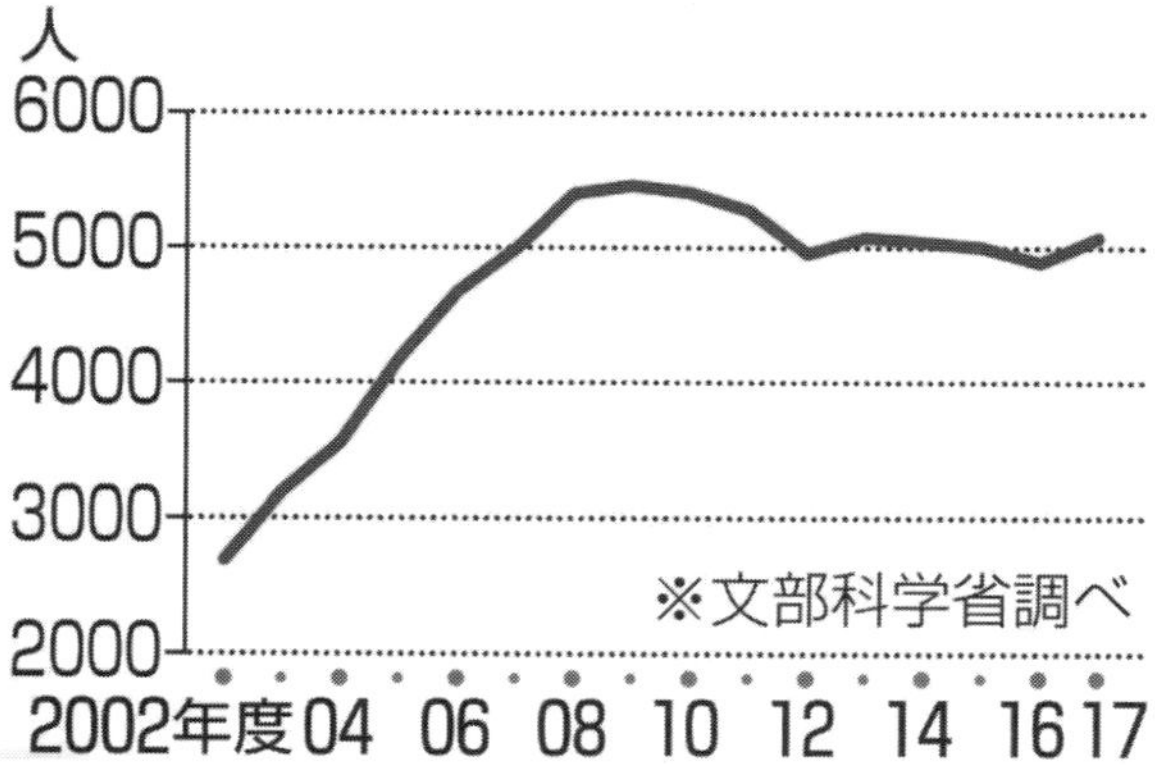

にもさまざまな職業での影響が出始めてきました。

精神疾患で休職の教職員は、1995年は1240人でしたが、それから12年後の2007年は5000人を超えています。

精神疾患者と診断されてしまう教職員は12年で4倍も増加していますが、教師を取り巻く労働環境がこれほど悪化しているとは考えられません。

これは、**精神疾患の基準を大幅に下げ**て国や医師が精神疾患者を作り上げているにすぎません。また、休職するには医師の診断書が必要であるため、休職した多くの教職員は治療と称して薬漬けにされるのが実態です。

精神医療の分野では、製薬会社と精神科医が、ぼろ儲けするほど薬の市場が急激に増加しています。

現在、**自殺者の半数以上が精神科を受診していた**ことが判明しています。

近年の凶悪犯罪の容疑者には精神疾患をかかえていた人も多くいます。先述したように、抗うつ薬には「他害行為」という副作用があることがわかっているのに、その可能性を調べようという報道がないところをみると、誰もここに注目していないため、今後さらなる被害者を出してしまうのではないかと懸念しています。

「現代医学による精神医療」これこそが最大の医療費（税金）の無駄使いであり、死神医療であると強く非難します。

自殺対策だった睡眠キャンペーンが真逆の結果に

２００７年、静岡県富士市は自殺対策の一環として、医師会を中心に「睡眠キャンペーン」を大々的に県と市の事業として始めました。

このキャンペーンは、**疲れているのに2週間以上眠れない人は「うつ病」かもしれない**とあおり、精神科またはメンタルクリニックで受診をさせ、投薬治療の薬漬けにしてしまうという構図でした。

静岡県精神保健センターの所長は、今までのうつ病啓発活動の「うつ病はこころの風邪」に匹敵するキャッチフレーズを検討し、「2週間以上続く不眠はうつのサイン」にしたのです。

そして「睡眠キャンペーン」の宣伝としてテレビ・ラジオ・ホームページ・お薬手帳・リーフレット・ポスター・名刺・うちわ等を使い、市民に認知させ受診を広めていました。

また、薬剤師をゲートキーパーにさせて、**市販の睡眠薬を繰り返し購入する人には医療機関への受診勧奨**をさせていたのです。

この目的は、**うつ病受診率25％向上**を目指しており、「お父さん、眠れてないでしょ！　でもお酒に頼りすぎちゃダメ！　お酒よりも、お医者さんへ（抗うつ薬、睡眠薬）」を宣伝文書にして街中でPRし、市民を洗脳しているみたいで、とても恐ろしく感じました。

当然、市民からすれば医師が中心として自殺対策に取り組んでおり、莫大な税金も使われているので自殺者は激減するはずだと誰もが期待していたはずです。

しかし、静岡県富士市の自殺者は激減するどころか、キャンペーン翌年は前年比の**約1.4％も増加**していたのです。

そして、この不都合な自殺率データを隠蔽しようと「自殺対策シンポジウム」において、富士市の自殺者は不明と嘘をつき、静岡県のホームページ上でも削除をしています。

静岡県富士見市のこの教訓を、日本の政府はき

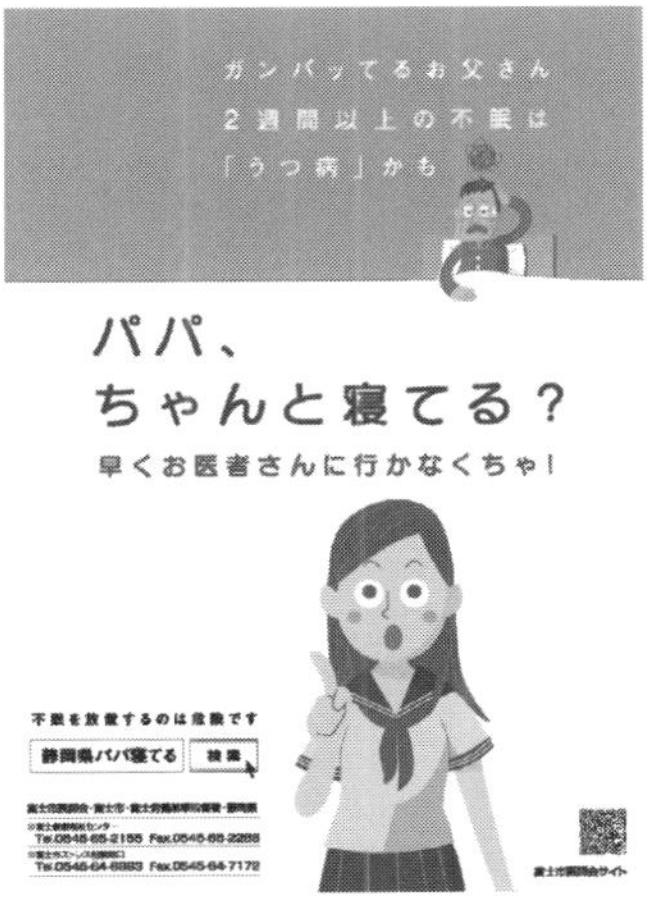
ガンバってるお父さん
2週間以上の不眠は
「うつ病」かも
パパ、
ちゃんと寝てる？
早くお医者さんに行かなくちゃ！
不眠を放置するのは危険です
静岡県パパ寝てる
検索

ポスター

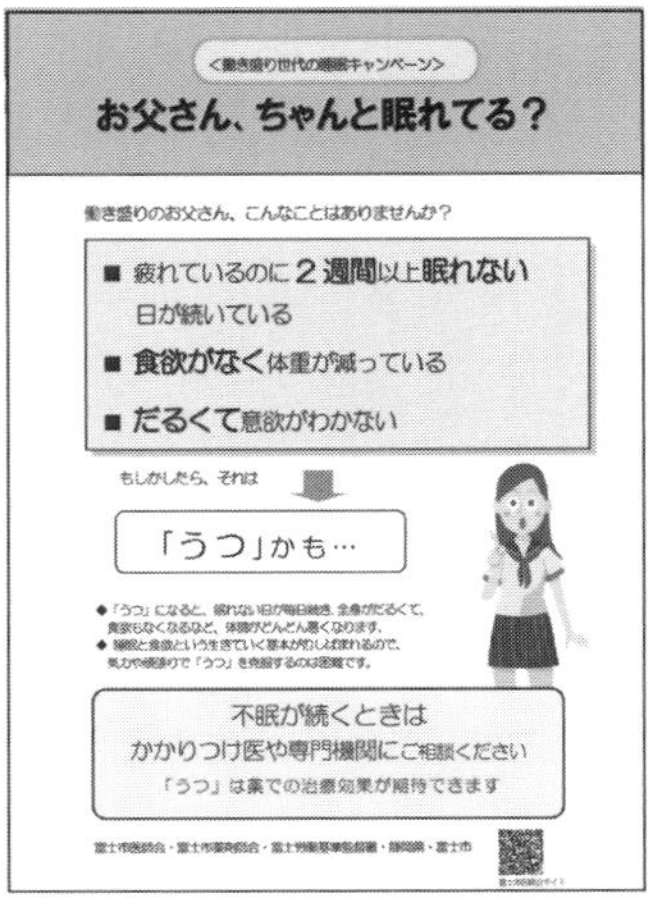
<働き盛り世代の睡眠キャンペーン>
お父さん、ちゃんと眠れてる？
働き盛りのお父さん、こんなことはありませんか？
■ 疲れているのに2週間以上眠れない日が続いている
■ 食欲がなく体重が減っている
■ だるくて意欲がわかない
もしかしたら、それは
「うつ」かも…
不眠が続くときは
かかりつけ医や専門機関にご相談ください
「うつ」は薬での治療効果が期待できます

リーフレット

ちんと対策を行なうのでしょうか。

　また、２００８年からは滋賀県大津市でも自殺対策基金を使用して「睡眠キャンペーン」を行なっていました。

　しかし、翌年の自殺者は66人から81人と**15人も増加**してしまったのです。

　現在の日本は、精神科およびメンタルクリニックが急増して、自殺対策基本法もできて抗うつ薬などの新薬も開発され、国も自殺対策費に莫大な税金を投入しているのに、なぜ自殺者が減らないのか。答えは明らかです。

　国は根本的な対策が間違いであるのを認め、**うつ病での投薬治療を減らさない限りは日本の自殺者が減少する**ことはないでしょう。

歩道橋横断幕

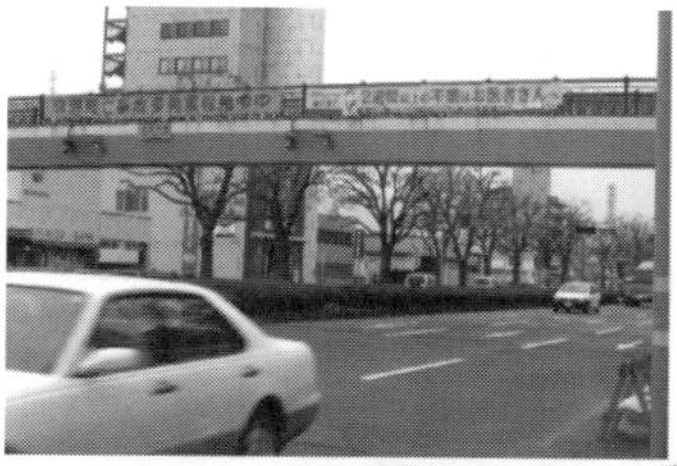

路線バスの広告

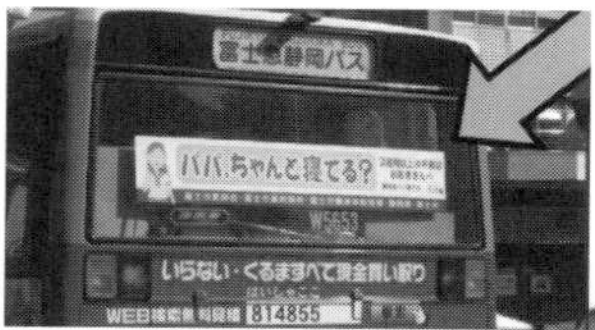
富士急静岡バス
パパ,ちゃんと寝てる?

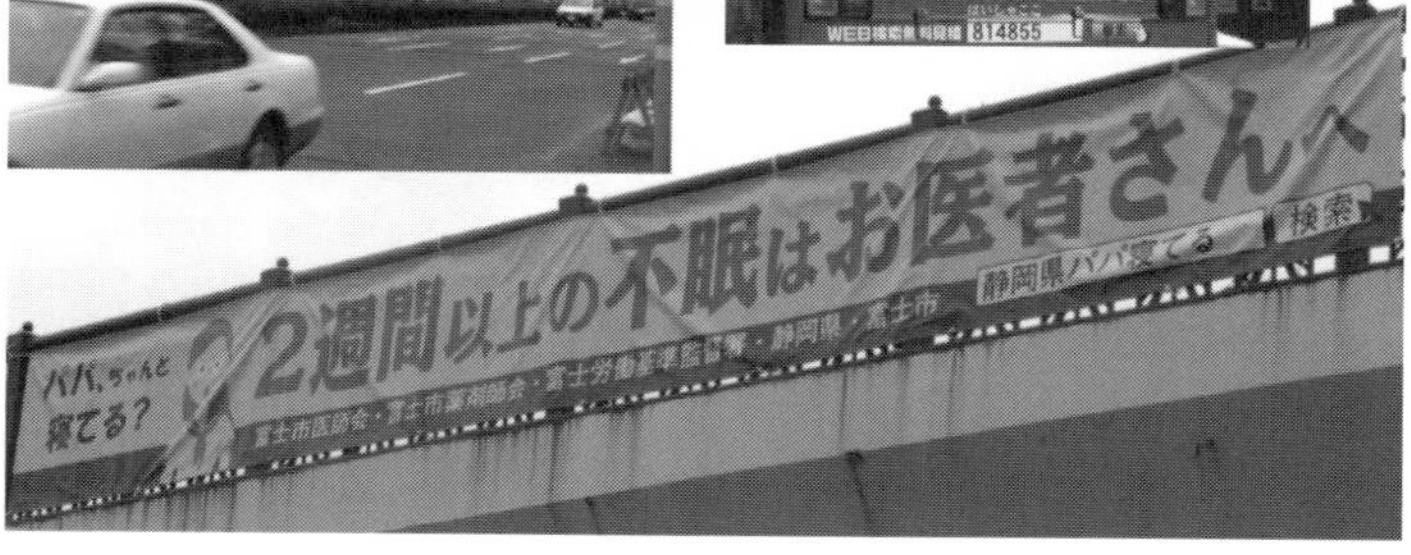
パパ,ちゃんと寝てる?
2週間以上の不眠はお医者さんへ
静岡県パパ寝てる
検索
富士市医師会・富士市薬剤師会・富士労働基準監督署・静岡県・富士市

静岡県の自殺者の推移

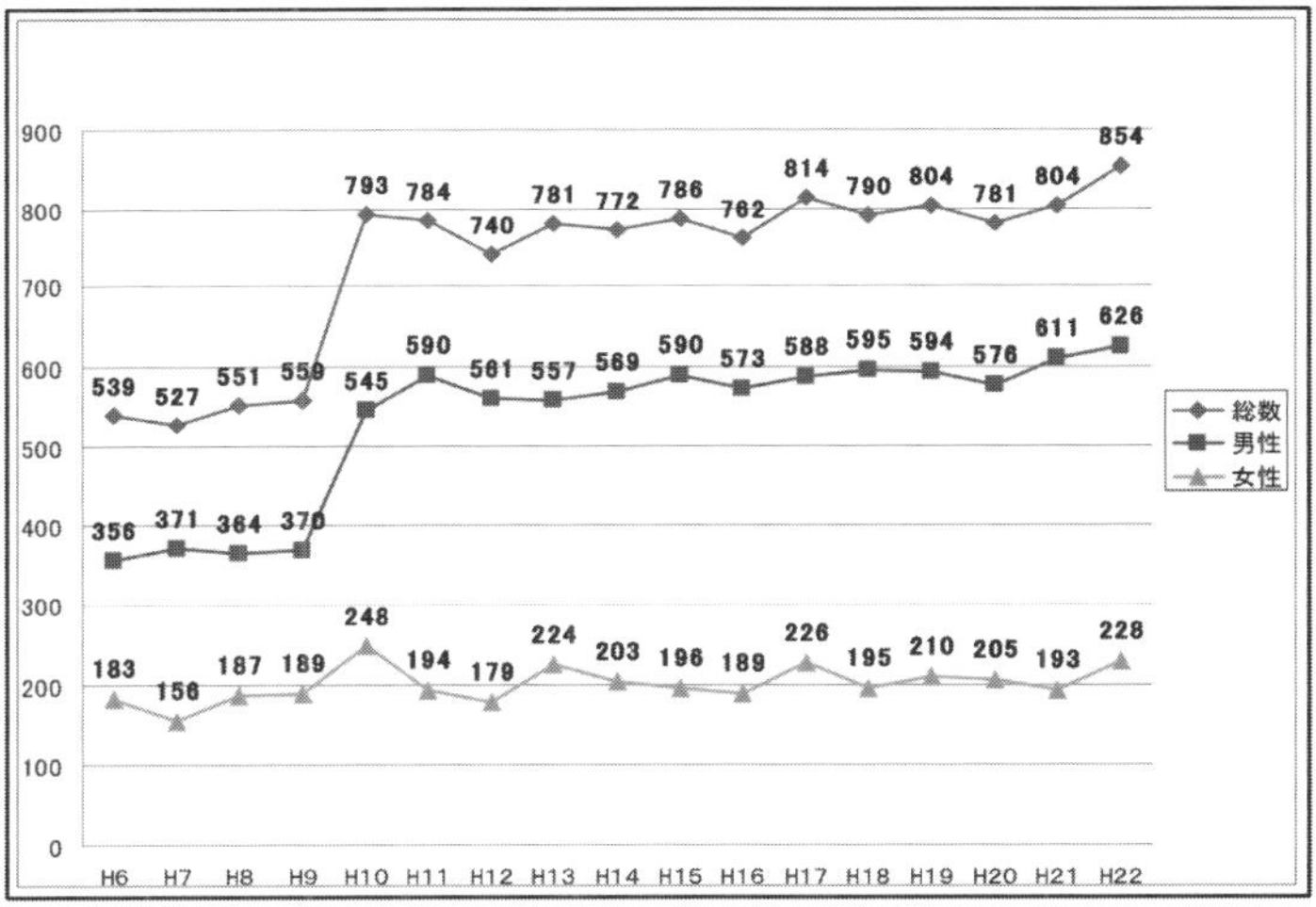

富士市は自殺者不明とするため、静岡県の年間自殺率

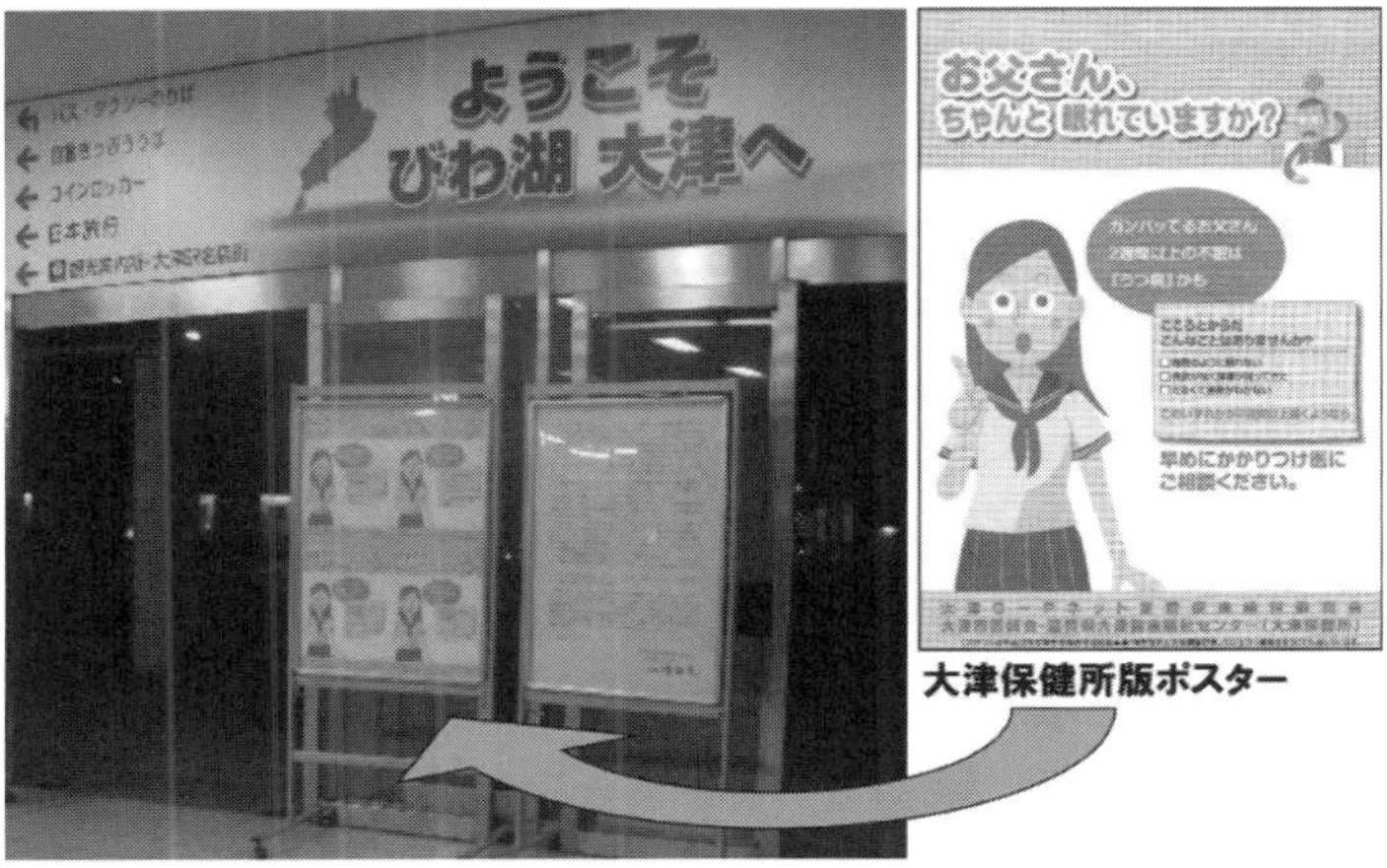
ようこそ
びわ湖 大津へ
コインロッカー
日本旅行
お父さん、
ちゃんと眠れていますか？
早めにかかりつけ医に
ご相談ください。
大津保健所版ポスター

滋賀県大津市での睡眠キャンペーンのポスター

生活習慣病について

生活習慣病とは、**食生活・運動習慣・喫煙・飲酒・休養などの生活習慣によって引き起こされる病気**を指します。

生活習慣病外来を扱う病院も増加していますが、生活習慣病は原因がはっきりしているので、その原因である**生活習慣を改善するのは医師でなく自分自身**です。

運動習慣が必要な人で、医師に診てもらい処方された薬の副作用で倦怠感（だるさ）があり、逆に運動のやる気がなくなり症状が悪化する可能性もあります。

今や、**「手厚い医療体制＝健康」ではなく「医師に関わらない＝健康」**が正しいのです。

長野県は全国で医療費が一番安くて長寿の県ですが、病院に行かないから医原病も少なくて、医

	生活習慣が原因の病気
食生活	糖尿病・肥満症・高脂血症・大腸癌・歯周病・循環器病
運動習慣	糖尿病・肥満症・高血圧・高脂血症・メタボリックシンドローム
喫煙	慢性気管支炎・肺気腫・慢性閉塞性肺疾患・脳卒中・心疾患・口腔、胃、肺癌・扁平上皮癌・乳幼児突発死症候群
飲酒	アルコール依存症・末梢神経障害・肝硬変・膵炎・肺炎・食道炎・胃炎・狭心症・心筋梗塞・口腔、咽頭、肝臓癌・脳委縮・認知症
休養	自律神経失調症・うつ病

療費も安く長生きしているのではないでしょうか。
平成ではやたらと病名や病気が作られてきましたが、令和からは病院や医師の言いなりにならず、患者本人が医療と向き合い選択する時代になってほしいと願います。

患者の希望に寄り添えているのか

内閣府の調査によると、多くの人は住み慣れた自宅で最期のときを迎えたいと考えており、延命のみを目的とした治療を控えて、自然の流れに任せた最後を望んでいますが、**約8割の人が人生最後の希望も叶えられず**病院で亡くなっています。

医師は、**自然に老いていく「老衰」を「病」にすり替えて延命治療**を行ないます。

病院は「治療の場」であり、自宅は「生活の場」

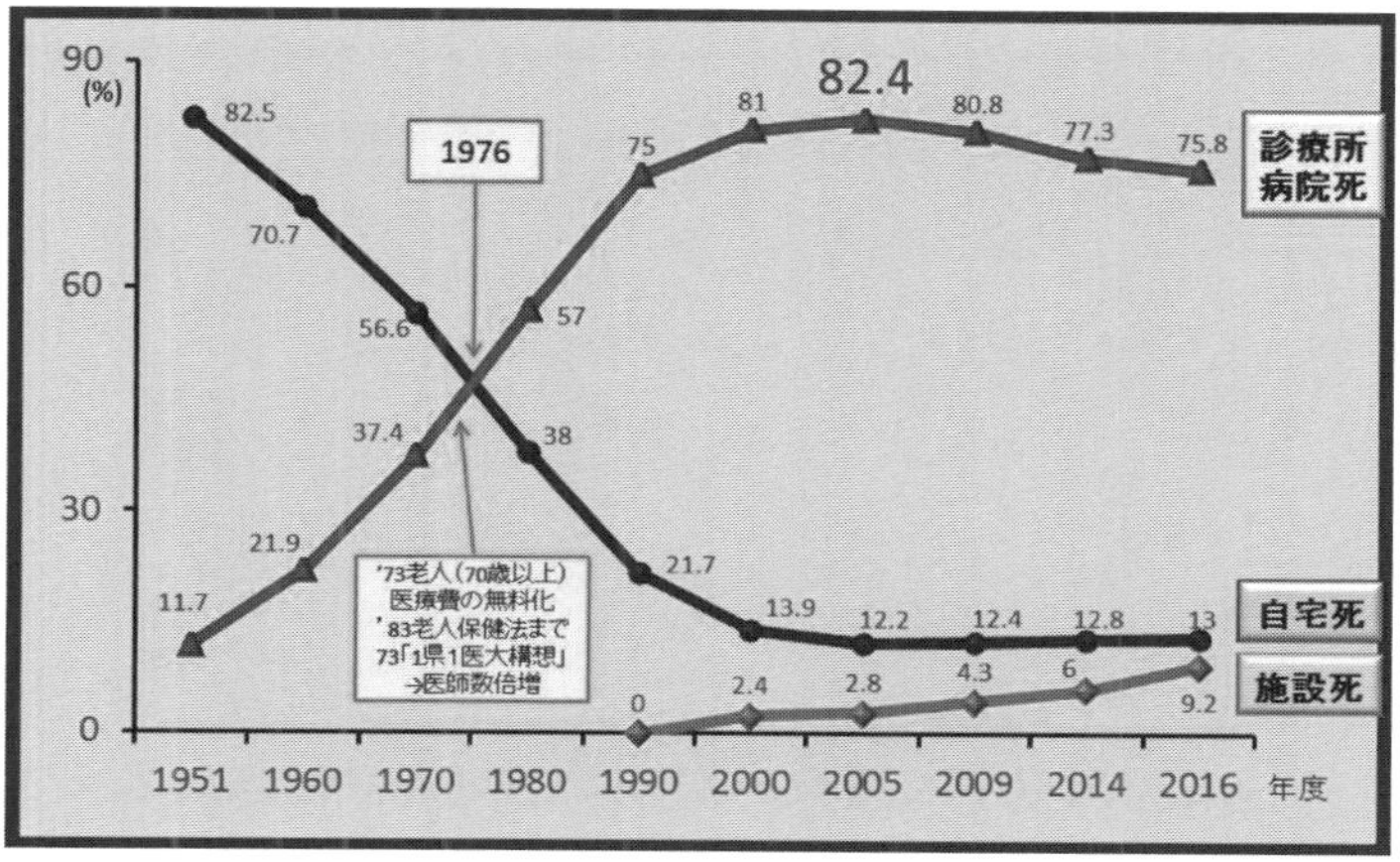

2016年「人口動態統計」を基に作成されたグラフ

ですが、高齢者の病気には、医療で解決できないこともあり、無理に病院に入院させて解決しようとすると、幸せな日常をも奪ってしまいます。

国は、病院から在宅への促進をしており、在宅医療の診療報酬を高く設定していますが、在宅医には医師免許以外の特別な資格はないため、さまざまな診療科の医師が行なっています。

そのため、本来、在宅医には幅広い医療の経験と知識が必要とされなければなりません。しかし中には、伴わない医師もおり、患者や家族に不満がでる場合もあります。

日本が、病院での死亡率が圧倒的に高いのは、医療や社会のどこかに問題があるのです。

入院している高齢者の2.3人に1人の割合が「社会的入院」と言われ、本来は入院するほどの病気でなくても、病院経営を保つために入院させられる人が

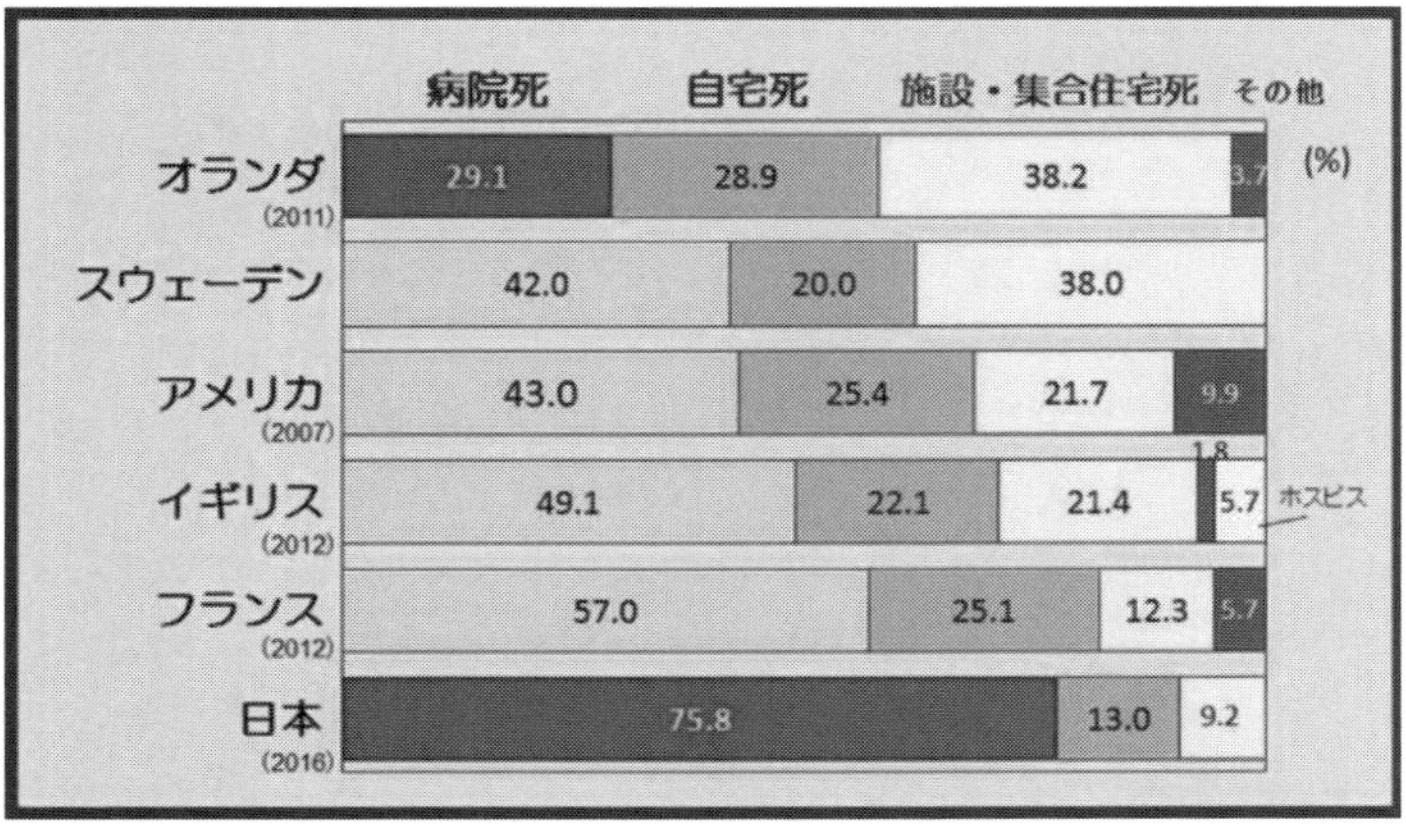

各国の「人生の最後を迎えた場所」DIAMONDオンラインより抜粋

多数いたとわかるデータもあります。

認知症の治療について

現在、日本で承認されている認知症根治薬は、アリセプト（１９９９年承認）とレミニール・イクセロンパッチ・メマリー（２０１１年承認）の４種類しかなく、意欲低下の人にはアリセプト、興奮性の高い人にはメアリー、服薬を拒否する人にはイクセロンパッチと使い分けて処方する医師もいます。

しかし、これらの薬の作用は「神経の働きを活発にさせて症状の改善を狙う」ものであり、神経細胞が減るのを抑えて根本的に認知症を治療するものではありません。

製薬会社も20年間で50件以上の治験中止を相次いで行ない、期待していた効果がみられなかったどころか、逆に認知機能が低下してしまうことや、脳に浮腫が起きてしまったなどの副作用も報告されています。

現在、日本での認知症患者は約５００万人とされていますが、超高齢社会に伴い増加傾向となり、２０２５年には７００万人を超えると予想されています。

認知症は日本だけの問題ではなく、主要８カ国（Ｇ８）認知症サミットにおいても、各国の閣僚より「2025年までに根本的な治療法を見いだす」と共同宣言を出しています。

認知症の約7割を占めるアルツハイマー病は、脳内のアミロイドベータというタンパク質が蓄積することにより老人斑が形成し、神経細胞が壊されるのが原因とされていますが、老人斑があっても認知症にならない人もいます。

今まで開発中止となった認知症根治薬の多くは、アミロイドベータを標的としていますが、これだけ効果が現われず断念しているのをみると、もはやアミロイドベータが認知症の重要な要因となっているのも疑ってしまいます。

認知症の撲滅を目指すことよりも「認知症になってからも安心して暮らせる社会」を作る取り組みを重要視している国もあり、フランスではアルツハイマー病の治療薬は医療保険の適応から外れています。

現代医療の得意・不得意

19世紀終盤から20世紀はじめにかけて、世界各地で戦争が起こり怪我人が続出していた時代、応急処置で怪我をした人を治せる西洋医学（現代医療）は高く評価されていました。

その後の日本では、お金持ちしか医師免許を取得できないかのように敷居が高くなり、医療制度の法制化が行なわれて西洋医学は医療の中心となりました。

当時、日本を弾圧する米国は西洋医学へと完全移行していたため、日本の医療文化としてあった東洋医学を排除して、日本も西洋医学一本にしぼりました。

しかし現在は、西洋医学を広めた米国でさえも、**時代の変化により東洋医学や自然療法なども取り入れている**のに、日本は乗り遅れています。

西洋医学を象徴する日本医師会が政治にも口出しするようになったため、「西洋医療鎖国状態」が１００年以上も続く独裁医療国となってしまい、国は治療の選択肢を西洋医学へと推奨しているのです。

そもそも西洋医学である現代医療は、戦争の被害で多い骨折・切り傷・手足の切断などの症状及び感染症、脳卒中や心筋梗塞などに効力を発揮します。

しかし、多くは「対症療法」であるため、症状を取

	現代医療の得意
急性疾患	潰瘍出血・くも膜下出血・癌の出血 脳卒中・心筋梗塞
感染症	肺炎・胆管炎・髄膜炎
救急処置	外傷・熱傷・骨折 誤嚥の窒息・溺水・低体温 腸閉塞・排泄で命にかかわるもの 失明・聴覚喪失 薬物中毒の処置・染色体異常の対応 胎盤剥離・未熟児の管理

『医学不要論』より　内海聡氏

り除くことを目的としており、病気の原因を探して根本から治そうとする「根治療法」ではないのです。

そのため、現代社会において慢性疾患には苦手とされ、さほど効果も上げていません。

禁煙外来の存在意義

タバコを吸うのは自由ですが、タバコを止める時に国民の税金である健康保険を利用できるのに少し違和感があります。

国が「どうかタバコを吸ってください」とお願いしてタバコを吸い始めた人なのであれば、国の税金で禁煙の面倒をみるのも納得はできます。

タバコを吸わない国民からすれば、禁煙に税金が使われているのは納得し難いですが、せめて禁煙が成功してほしいと願うばかりです。

しかし、禁煙治療が失敗しても開始から1年以上経過している人は、再び健康保険で禁煙治療を受けられますが、そもそも本人のタバコを止める意志がなければ再び同じ結果となり、医療費の無駄使いになるのは目に見えています。

医療財源の危機感から、2019年8月に健康保険組合連合会が、花粉症の薬を保険適用外とする改正案を主張しましたが、優先順位を間違っているようにも感じます。

また、禁煙治療を受けて失敗した場合は、健康保険を使えず自費になるなどのペナルティを設けない限り成功率は上がるはずがありません。

ある団体が１３０８例を対象とした禁煙治療の回数と禁煙成功率との関係を調査した結果、治療回数が多いほど成功すると発表し、医師はこの結果をもとに3カ月間の投薬による禁煙治療を薦めていますが、当たり前の調査結果です。

なぜなら、禁煙には本人の止める意志の強さが大きく関係するので、禁煙治療を受ける回数と止める意志の強さは比例するからです。

この調査は９ヶ月後の禁煙成功率ですが、大

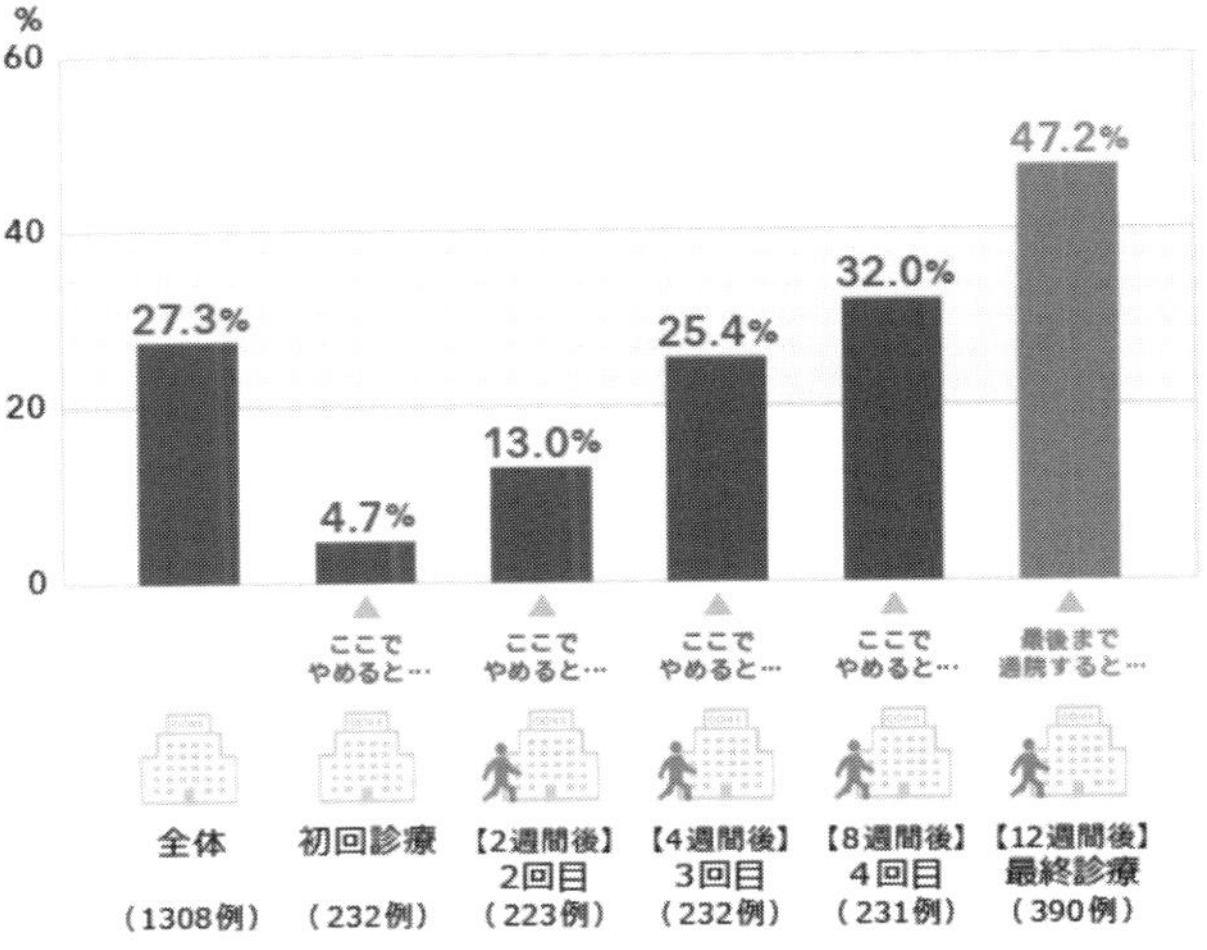

禁煙.jpの資料より

事なのは**数年後も禁煙できているか**です。
そして、大きな注意点があります。禁煙補助薬に「幻覚・悪夢・不眠うつ症状・自殺念慮など」の副作用が報告されているのを理解した上で選択をしてください。

ドクターショッピングは悪いのか

セカンドオピニオンとは、かかりつけ医以外の医師にいま受けている治療法のアドバイスや意見を求めることですが、かかりつけ医の紹介状が必要であり、原則としてセカンドオピニオンを受ける医師は治療行為をせず、患者は診察後にかかりつけ医のもとに戻ることになっています。

ドクターショッピングとは、かかりつけ医の診察や治療法に不満をもち、紹介状をもらわず患者本人が選んだ他の医師に診てもらうことです。

両方とも、かかりつけ医の診察や治療方法に不信や不満があるという理由は共通していますが、ドクターショッピングのほうは「わがままな患者」「面倒な患者」「医療費の無駄使い」等の医師からの批判的な声が多く上がります。

日本は、**患者自身が医療機関を選択する「フリーアクセス」**を認めているので、ドクターショッピングに法的な問題はありませんが、医師やマスコミの報道ではセカンドオピニオンは善で、ドクターショッピングは悪とされています。

セカンドオピニオンを選択した人の多くは、かかりつけ医の対応や治療方法の不満により信頼関係が失われている状態にも関わらず、その相手である医師の紹介状が必要となります。

また、紹介状は他の医師宛になっているため、特定受取人でない者が糊付けされている紹介状を開封してしまうと、正当な理由がない限り刑法第１３３条の信書開封に抵触する可能性もあります。

そのため、患者自身のことが書かれている内容であっても基本的に書かれている内容を把握することができず、すでに**信頼関係が失われている医師からの手紙が公平**な目線で書かれている内容とも限りません。

セカンドオピニオンは、治療行為を行なわず治療法に関する相談を目的としており、かかりつけ医に対する不満や転医希望に関する相談を受けない医師や病院も多く、基本的に自費診療となってしまい病院によって費用は異なりますが、一時間４万円～５万円かかる病院が多いので、とてもハードルが高く感じます。

また、場合によっては、かかりつけ医よりセカンドオピニオンの医師を勧めたり選ぶケースもありますが、紹介をうけ、儲けさせてもらえた医師は、かかりつけ医の治療法に不信があっても、批判する意見を言えるのか疑わしいです。

信頼関係が失なわれてしまえば、かかりつけ医からの診察や治療は受けたくないのは感情のある人間にとって当然の行為であるのに、他の医療機関に替えるドクターショッピングが、なぜそこまで批判されるのでしょうか。

患者は、かかりつけ医以外の治療内容を知らないので、自分の症状がテレビや雑誌またはクチコミ等で違う治療方法を行なっているのを知れば、他院でそれを試してみたくなりますが、これでもドクターショッピングと揶揄されます。

本来医師は、患者の理解できる言葉で説明をする責任があるため、それができず信頼関係を築けなかった医師側にも問題があるのに、ドクターショッピングという言葉であたかも患者側に問題があるように責任転換しているように思われます。

患者には、医師や病院を自分で決める選択権があります。美味しくない飲食店や接客態度の悪いお店があれば二度と行かないと怒っても、何も言われないのに対し、医師を買い物とした表現のドクターショッピングという名称により、患者側が面倒くさい人で変わり者などの扱いを受けてしまっているように思えます。

実際にドクターショッピングを行なう患者には、医師側の問題もあって替えているため、「ドクターチェンジング」と名称変更したほうが「主治医を信頼できず替えた」イメージもあって、公平性のある表現名ではないでしょうか。

また、**セカンドオピニオンに対して批判的な医師は、よほど傲慢な医師か、他の医師と意見が違うと自分の間違いがばれると恐れる医師**かもしれません。

患者の不安が無くなり納得することができれば、セカンドピニオンだけでなく適度なドクターショッピングも悪くないと私は考えます。

第四章　薬は救世主か、あるいは疫病神か

“薬大国”日本の薬事情

日本の医療費は年間43兆円を超え、そのうち約8兆円は薬局調剤費であり、一人当たりの医薬品等支出はアメリカ、スイスに次ぐ世界第3位です。

日本の調剤薬局は開局制限もないため、コンビニエンスストアやガソリンスタンドの店舗数よりも上回っています。

先進国ではポリファーマシー（多剤服用による薬物有害）が問題視され対応されていますが、日本の医師は薬をたくさん処方する習慣があります。

医師は薬の副作用の説明は当然ですが、それ以外にも患者や家族の生活状態を把握した上で処方をしないと、誤薬や医療費の無駄使い（飲み忘れ）になる場合があることを忘れないでほしいです。

病気になった時、必要な薬があります。一度に6種類以上の薬を飲むと、本当に必要な薬の効果が減ってしまったり、薬と薬が悪い作用を起こし、健康な臓器にダメージを与えてしまうことが世界的に懸念されているのです。

日本老年医学会は、薬は5種類までにするべきと問題視しています。高齢者になるほど体力が落ちてしまうので、6種類以上の投薬では心臓疾患を発症する確率も上がります。

また当学会が、薬物有害事象の頻度について入院患者2412名の解析を分析した調査結果があり、**6種類以上の投薬から副作用率が急上昇**しています。

他には、転倒の発生頻度について、通院患者165名を2年間かけて追跡調査をした結果もあり、4種類以下の投薬での転倒発生は20％未満ですが、それに比べ5種類以上の投薬では40％以上で、2倍以上のリスクがありました。

令和元年6月14日に高齢者医療適正検討会を行ない「高齢者の医療品適正使用の指針」が取りまとめられ、厚生労働省は関係機関に通知されましたが、気になる記載点があったので抜粋します。

①「認知症治療薬、催眠鎮静薬、抗不安薬、消炎鎮痛薬等を**長期間服用しても状態の改善が認められない**場合は、非薬物的対応の切り替えを検討して、**減薬または薬物療法の中止を考慮する。**」
長期間服用しても改善されない高齢者が圧倒的に多いことから、長期間の具体的な期間および切り替えを検討しなかった場合の罰則を設けるべきです。

そうでもしない限りは、医師たちが指針を厳守することはないでしょう。

②「サービス担当者会議やケア会議に、**医師、歯科医師、薬剤師が参加**し、患者の療養状態を共有した上で処方を確認し、必要に応じて見直すことも有効な方法であり、医師、歯科医師は**介護職員に対して薬物療法の留意点や観察すべき症状、服薬支援の方法を具体的に伝える**よう

に努める」

とても良い案ですが、実際のサービス担当者会議の場に医師が参加することは極めて少なく、まるで現場を知らない人たちが集まっての検討会と思われます。出来もしない理想論を話しあっても何一つ改善されません。

③「医療関係者がポリファーマシーに取り組んでも、患者と家族を含む一般の方の理解と協力がなければポリファーマシーの解消にはつながらない」

そもそも**厚生労働省は、薬を処方する医師と薬をだす薬剤師にしかポリファーマシーの危険性を伝えていないので、**患者の理解が低いのは当たり前ではないでしょうか。

また、原因や病名もわからないのに「とりあえず」薬を処方する医師もいますが、何のための薬かも不明で、**病気を新しく作り出すリスク**しかありません。

薬は副作用が怖いので、「とりあえず」飲むものではありません。

全国の残薬薬剤費が年間８７４４億円（滋賀県薬剤師会の調査）もあるのは、国民皆保険により自己負担が少ないからと安易に処方する風潮も一因です。

服薬は根本的治療をすることではなく、症状を抑えるのを目的とするだけで、自分で病気を増やしてしまう可能性があることは忘れてはいけません。

ポリファーマシー（多剤服用）問題への取り組み

【米国の場合】

米国では、日本よりも一歩先に取り組んでおり、薬物の過剰摂取による死因も多く公表されているため、米国の医療業界ではポリファーマシーは深刻な問題とされています。国だけでなく国民一人ひとりが意識している問題です。

米国医師の教育用に作成された「ドクターズルール４２５　医師の心得集」にはこのようなことが記載されています。（一部抜粋）

- **4種類以上の薬を飲んでいる患者は医学知識の及ばぬ危険な領域にいる**
- **薬の種類が増えれば増えるほど、副作用のリスクは高まる**
- **可能ならすべての薬を中止せよ、出来るだけ薬をださないようにする**
- **効いているのか疑問に思った薬は、たぶん効かない薬だ**
- **高齢者のほとんどは薬を中止すると体調がよくなる**

また、米国トロント大学の研究報告では、年間10万５０００人以上の人が薬の副作用で死亡しているとのレポートがあり、米国と比較にならないほど多剤服用している日本人では、いったい何万人が薬の副作用で死亡しているのか計り知れません。

【日本の場合】

日本では、毎年人口動態統計にて、死因順位別死亡数で第10位まで公表されていますが、10位が2万人以下のため、きちんと薬の副作用による死亡者も調べればこの中に記載されるはずです。

最も都合の悪いのは医師と製薬会社であり、日本医師連盟より圧力がかかるのを恐れて、国は調べることも公表することもしないのではないかと邪推したくなります。

3種類くらいの薬の組み合わせなら禁忌もわかりますが、日本では3万種類以上ある薬の中から多剤服用をしているので、薬の組み合わせが無限大に広がり、どの組み合わせにより副作用がでたのかを調査することや、通達することを行なっていません。

①厚生労働省は、医師や薬剤師だけにポリファーマシーの注意喚起を促していますが、ごく一部の医師しか気をつけてないので、ほとんどの薬剤師は医師に逆らうことや意見を言えず、言われた通りに処方してしまいます。

この問題は、医師を信じて服薬している人が被害者となってしまい、医療費の無駄使いでもあるため、早急に対応しないといけない問題です。

国民に注意喚起をしないと、いつまで経っても解決はされないでしょう。

②7種類以上の処方箋をだした医師はペナルティとして、処方料または処方箋料及び薬剤料が減額されますが、高齢者の主治医が総合医の一人の医師ならわかります。

しかし多くの高齢者は、内科・整形外科・皮膚科・胃腸科・心療内科と別々に複数の医師にかかっているため、ほぼ無意味な対策ではないでしょうか。

一人の医師が7種類以上の薬を処方した場合にペナルティを与える対策だと、3箇所の医師から6種類ずつ処方をされた患者は18種類服薬することになり、医師のペナルティは一切なく、患者が被害を受けるだけです。

処方する医師は、他の医師からの処方薬の確認を怠たり、患者の全体像を見ようとせず、自身以外の診察に興味がない医師が多いのも問題です。

③お薬手帳を正しく活用できればポリファーマシーは防げますが、診察時に忘れる人や何冊もある人が多く、本来のお薬手帳の目的を果たせていません。

人間は、高齢になるにつれ身体機能が衰えて身体に不調が出やすくなりますが、薬で病気が治るのであれば、当然、薬は増えるどころか減るはずです。

厚生労働省は、医師や薬剤師だけに対して、薬を飲ませすぎないように気をつけてくださいとガイドラインで注意喚起をしていますが、プライドの高い医師には効果がありません。

ポリファーマシーにより、国民医療費の増大および身体の悪影響があるのであれば、厳しい罰金および罰則を設けない限りは改善されない問題です。そのため、独自に対策を行なう市もあります。

【各地域の取り組み】※対応地域を一部紹介

・新潟県燕市の場合

２０１８年10月、新潟県内の自治体において燕市は最初にポリファーマシー対策事業を開始しています。

事業の対象者は、**60歳以上で1カ月6剤以上処方**（内服薬として長期処方）されている燕市国民健康保険被保険者の人に対して「服薬情報のお知らせ」を郵送して伝えています。

通知を受けた人は、始めに薬剤師に相談をして「服薬情報提供書」を作成してもらい、医師に持参し通知書をもとに処方の再構築および多剤服用を改善してもらいます。

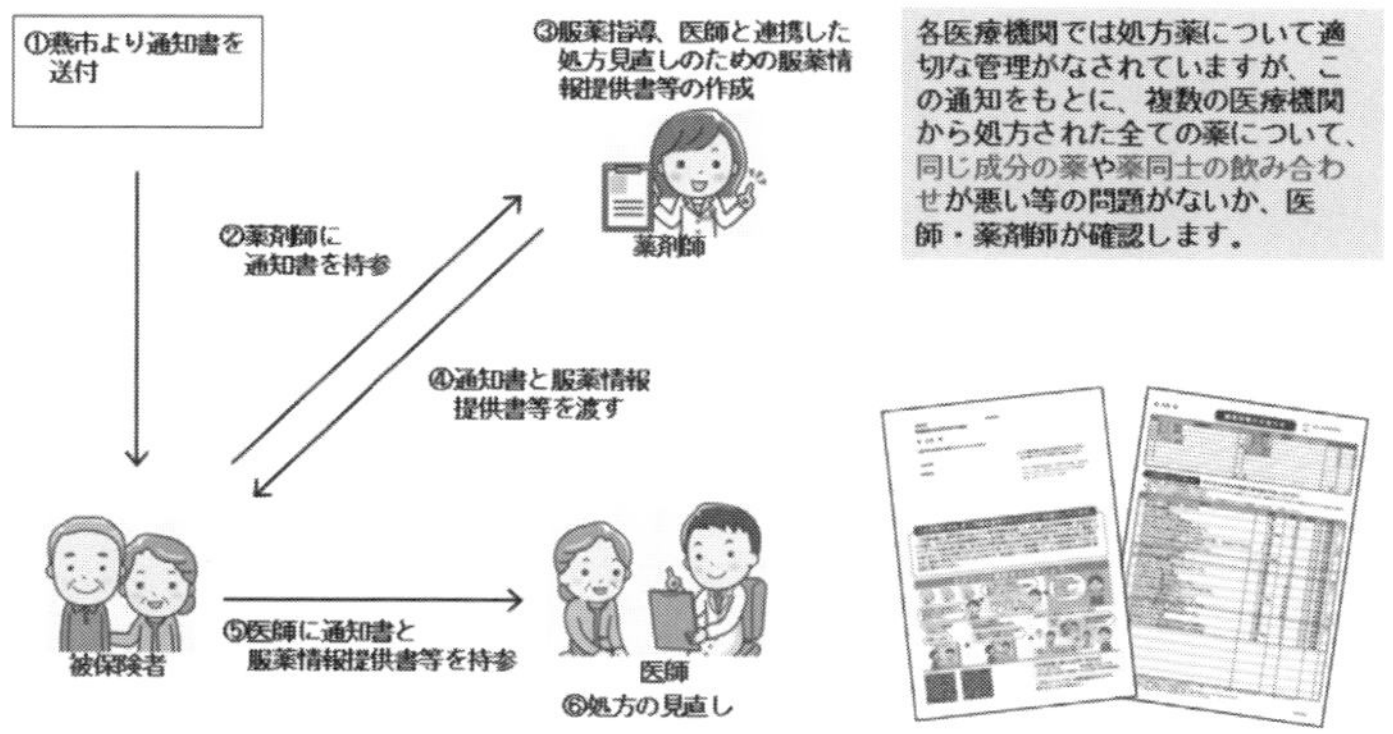
①燕市より通知書を送付
②薬剤師に通知書を持参
③服薬指導、医師と連携した処方見直しのための服薬情報提供書等の作成
薬剤師
④通知書と服薬情報提供書等を渡す
被保険者
⑤医師に通知書と服薬情報提供書等を持参
医師
⑥処方の見直し
各医療機関では処方薬について適切な管理がなされていますが、この通知をもとに、複数の医療機関から処方された全ての薬について、同じ成分の薬や薬同士の飲み合わせが悪い等の問題がないか、医師・薬剤師が確認します。

燕市のホームページ　暮らし情報より

・広島県広島市の場合

２０１８年度より、医薬品の適正使用や健康の保持増進および医療費の適正化を図る目的として対策事業を始めました。

対象者は**65歳以上で、複数医療機関から月14日分以上の内服薬が9剤以上処方**されている人に通知をしています。

※しかし残念なことに、新潟県燕市と違い、事業協力団体として、３つの医師会（広島市医師会・安佐医師会・安芸地区医師会）の存在があるためか、燕市の６剤以上と違って９剤以上となっています。

厚生労働省や専門家が６剤以上の多剤服用に警鐘を鳴らしているのに、市民の健康より医師の収益を優先したいのでしょうか。こうしたことにより、事業対象者が激減してしまい、多剤服用の被害者がその分増加します。

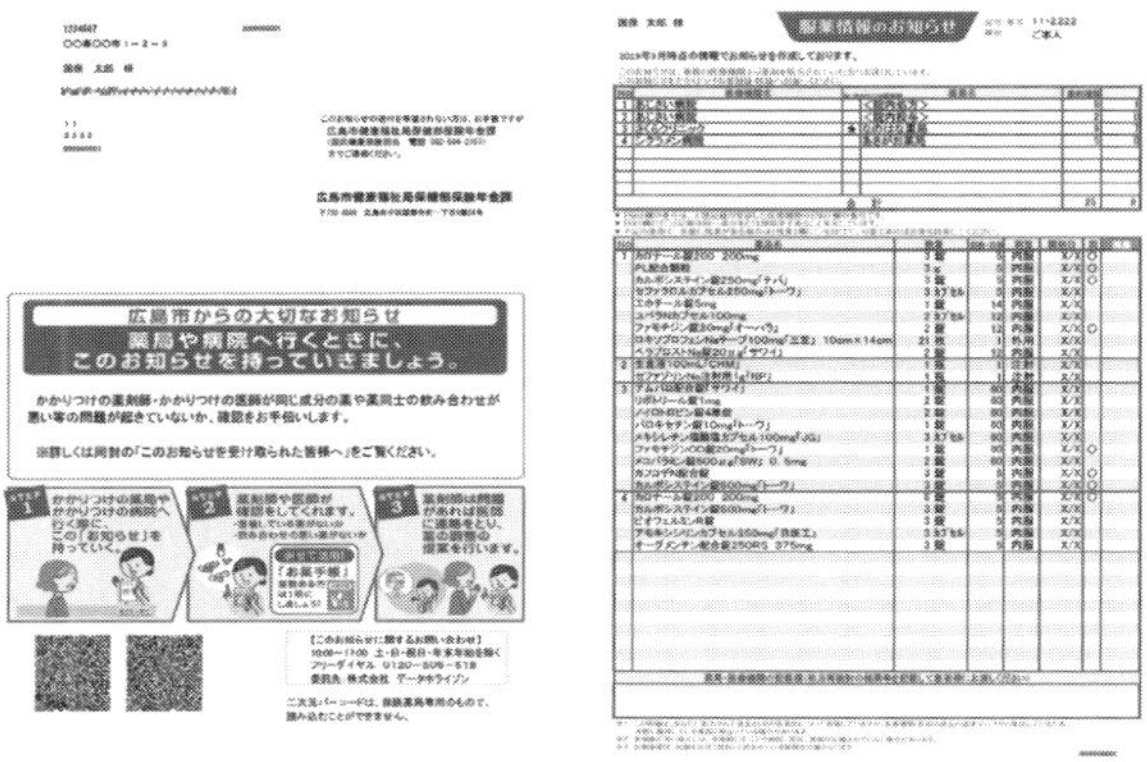

対象者に郵送される「服薬情報のお知らせ」

薬は本当に効くのか

ＷＨＯ（世界保健機構）は必須薬剤として約４００しか挙げておりませんが、日本では、その75倍の３万種類以上の薬が出回っています。

これだけの薬が出回れば、効かない薬や危険な薬が含まれるのは当然です。

臨床研修指導医である中山裕次郎医師は、60人の内科患者に対して「胃薬」「睡眠薬」「鎮痛薬」「利尿剤」等の薬を、約３割減薬した結果、一人も症状が悪化した患者はいなかったと証言しています。

医師は、患者の症状が**本来の病気によるものなのか、それとも服薬している副作用のものなのか**を識別しない限り、改善どころか症状が増えてしまう危険性があります。

多くの医師は、患者への診察時間も短くて薬を処方して「はいお終い」ですが、これでは医師としての特別な医療知識が必要とは到底思えず、「症状別の処方薬マニュアル」があれば患者自身での判断もできます。

実際は、薬により症状が改善されたわけでなく、自分が服用している薬は効きめがあると思い込むことで症状が改善されるプラセボ（偽薬）効果の可能性もあります。

治験では、有効成分を含まない偽薬を服用する人としない人をランダムで決めて、薬の効果を検証する場合もあります。

偽薬で症状が治るということは、薬の成分に頼らなくても自分の治したい思いが自然治癒力を高めて症状の改善をしているので、偽薬で良くなるなら副作用もないため、高齢者にとっては最適な改善方法です。

中には、プラセボ製薬株式会社という、食品として用いる偽薬の企画および販売をしているユニークな会社もあります。

薬は吸収の早さ、代謝・排泄能力は人により違うため、効果にも個人差があり、効く人や効かない人が出てくるのは当然の結果です。

薬の専門家による衝撃発言

２０１４年、週刊誌に掲載された日本薬剤師会会長（当時）の衝撃発言を、忘れてしまった人もいれば、全く知らない人もいますが、その記事を重く受け止めて薬と注意深く向き合うようになった人もいます。

衝撃の発言とは「決意の告白　日本薬剤師会会長が　患者よ、クスリを捨てよ」「病気はクスリで作られる、特効薬を販売したら、うつ病患者が2倍に急増！」が週刊誌の表紙を飾り、中身は「うつ病だけでなく、高血圧症・糖尿病・鎮痛薬・生活習慣病の治療薬など幅広い薬害」について苦言されております。

また、最も忘れられないのは「西洋医学におけるクスリは身体の中にもともと存在しない物質なので、できれば飲まないほうが良い」との言葉です。

製薬会社や医師は薬の専門家ではなく、薬剤師が薬の専門家です。

その薬剤師団体のトップの人が、このようなことを告発するのはとても勇気がいることで信ぴょう性も高いのに、その後も日本の薬事情は変わりません。

また、「薬剤師は薬を飲まない」「その1錠が脳をダメにする」「薬で病気は治らない」などの本を著して、薬の怖さを伝える薬剤師もいます。

最近、病院薬剤師が奮闘する『アンサングシンデレラ』という漫画があり、病院で勤務する主役の女性薬剤師が、医師や看護師または外部の薬剤師などの医療に関わる人との間に起こる問題に向きあうストーリーで、一巻の最初では「大学6年間必死で勉強して、国家試験受けて資格とって、希望していた総合病院にも就職できた。でも私この頃思うんですけど、もしかして薬剤師っていらなくない？」こんな始まりですが、主人公の葵みどりさんに感情移入するほど共感が持て、薬剤師の必要性もわかる内容です。

日本は、ＯＥＣＤ加盟国の中で人口千人あたりの薬剤師数は群を抜いて1位なので、薬局の勤務だけでなく超高齢社会において薬剤師がもっと活躍できる政策や環境作りが必要だと感じています。

この症状で薬は必要なのか

①風邪の場合

風邪のウィルスには抗生物質が効果ないことは常識となっている今でも、いまだ医師や医師に逆らえず処方してしまう薬剤師がいます。

２０１７年、厚生労働省は「抗生物質の適正使用の手引き」を作成して、風邪を不適切な抗生物質使用の代表例として指摘しており、軽い風邪では処方しないことを推奨しています。

それどころか、風邪で処方される薬は風邪を治すわけでなく、風邪によって現われた症状を軽減するだけで、場合によっては自然治癒力を遅らせてしまい、治りが遅くなることもあります。

動物も風邪をひきますが、薬など飲まず自然治癒力で症状を治すのに、人間は生態系の頂点に君臨しているのに病の対処は、医師まかせの人が多いと感じています。

②身体に痛みがある場合

身体に痛みがあり整形外科に行くと、画像検査（ほとんどが原因不明）を行ない、異常がなければ原因を探ることもなく、ロキソニン・ボルタレンなどの非ステロイド系抗炎症薬を処方します。効果がないと興奮した神経を鎮めるリリカを処方して、それでも効果がないならより強く身体にも負担が大きいトラマールやサインバルタを処方するような流れが出来あがっている医師もおります。

また、国際腰痛学会が腰痛でない人4万人のMRIを撮ったところ、85％の人に椎間板変性がみつかり、76％の人に椎間板ヘルニアが確認されたため、**腰痛でない多くの人でも椎間板に異常があること**がわかったのですが、医師は画像診断で異常があるからと何でも手術をしてしまいます。

近年では、腰痛の症状が発症してから6週間以内の画像検査は不要とされたり、腰痛は「安静が一番」と長い間言われてきたのも「安静ではなく動かす」とまったく真逆な対処療法へと変わってきています。

③認知症の場合

日本では、いまだに投薬の判断が難しい抗認知症薬を、漠然と処方しておりますが、フランスではアルツハイマー型認知症で承認・販売されていた4つの抗認知症薬をすべて保険の対象外にしました。

理由は「効果があまりない割に副作用（消化器、循環器、精神神経系）が上回るから」で、まさに何のために飲んでいるのかわかりません。

兵庫県にある認知症疾患医療センターでは、臨床試験結果を総合的に分析した結果、**抗認知症薬の高い効果が認められたのは40人中たったの1人**だけであり、多少の効果が認められた人でも7人に1人の割合でした。

2025年には、認知症患者の数は700万人を超えると予想されていますが、認知症の新薬開発のための治験中止が相次いでいるのが現状です。

中止理由は、人間の脳機能は高度であるため動物モデルでの再現が難しいのと、人間の脳内の変化を観察することが出来ないためと挙げられています。

④高血圧症の場合

時代や国によって、高血圧症と診断されたりされなかったりしてしまう程、基準値がコロコロ変わったり、学会によっても発表している数値が全然違い、自分が診てもらった医師によって見解も変わるので、これでは国民はどの基準値を目安にすればよいのかわかりません。

人間ドック学会は、血圧の上は147でも正常であり、高齢になるほど基準数値が上がるとして、欧米の考えと合致しています。

日本高血圧学会は、上は130から高血圧とされ、年齢も性別も関係ないとしていますが、日本ではこの日本高血圧学会の見解を採用しているため、高血圧と診断され投薬治療を行なう人が急激に増えているのです。

しかし、この基準には年齢や体重及び身長が考慮されておらず、背が高いと全身に血圧をおくるために血圧は高めなのに、身長が150センチの人と180センチの人や、若者と高齢者が同じ基準値なことに違和感を感じています。

また、高血圧の服薬治療を始めてしまうと、服薬を安易に中断するとかえって危険性があり、常にきめ細かい血圧コントロールも必要で、服薬量によっては血圧が低下しすぎて脳への血流が減ってしまうため、めまい及び疲労感等の別の症状がでてしまう恐れもあります。

そもそも、生活習慣病と呼ばれる高血圧症・糖尿病・脂質異常症は生活習慣を変えない限り病気を治すことはできません。

最高血圧が180以上ある人は降圧剤で下げるべきだと思いますが、本当に高血圧の上が130の人でも薬は必要でしょうか。

高血圧の基準値を130にすることで得する人は医師と製薬会社だけで、被害を受ける人はそれ以外の国民全員だけでなく、高血圧の服薬治療で医療費が莫大に増えてしまうことで、今後産まれてくる未来ある子どもたちです。

薬は病気を治すわけでなく、症状を抑えるだけであり、厚生労働省は生活習慣病の高血圧症には適度な運動（ウォーキング等）が最も効果があると提言しています。

しかも、高血圧症等の薬の副作用には倦怠感（ダルさ）もあるため、薬の副作用によって運動する気が無くなるなんて本末転倒であり、逆にいつまでたっても改善しないのではないでしょうか。

日々、血圧が気になり測定をしたり薬を飲むなら、散歩をしたり腹式呼吸に時間を使うほうが絶対にお薦めです。

また、高血圧症は日本に4万人以上の患者がおり、最大規模の病気とされているので、薬が必要のない基準値を再度詳細に出していただきたいです。

高血圧症の人は、1日1分の体操で血圧を下げる「降圧体操」やタオルを使用した「タオルグリップ法」などの薬に頼らない方法を試してみることをおすすめします。

薬には主作用と副作用などない

薬には主作用（症状を軽減するなど本来の目的）と副作用（本来の目的以外の症状）とわけていますが、本来はすべて作用で記載をすればよいものを、**医師や製薬会社にとって都合の良いものを主作用、不都合のものを副作用**とわざわざわけています。

例えば腰に痛みがあり、整形外科に受診した場合は、ほとんどの人はロキソニンを処方され、医師からは**主作用の痛みを抑える効果が期待できるお薬**としか説明がありません。

まさに都合のよいことだけの説明のため、インフォームドコンセント（説明と同意）ができておらず、それでは患者も正しい治療方法の選択ができません。

本来、「ロキソニンは、鎮痛・胃部不快感・食欲不振・浮腫・発疹・下痢・腹痛・悪心・嘔吐・蕁麻疹・眠気・ショック・白血球　血小板減少・喘息発作発熱・全身倦怠感・間質性肺炎・消化管出血・小腸や大腸の狭窄及び閉塞の**作用が起こるかもしれません**が処方しますか？」が正しい説明です。

医師や製薬会社にとっては、鎮痛以外の症状はすべてなってほしくない作用ですが、実際は鎮痛の効果も感じられない人も多く、どの作用が働くのかは医師でさえもわからないのであれば、**起こりえるすべての作用を説明する**のが当然ではないでしょうか。

薬は、まさに**ロシアンルーレットと同じで、どの作用が起こるのかは誰にもわからないので**ギャンブルと同じです。

中には、患部にだけ薬の成分が届くように特殊加工をしたものも、ごく一部だけはありますが、基本的には主作用と副作用はセットであるため、**医師は副作用について時間をかけてでも患者に説明**する義務があります。

処方箋をだしているのは薬剤師でなく医師であり、そうすることで、患者自身も作用をきちんと理解した上で、納得できる治療方法を選択することができるのです。

薬の明細書のわかりづらさと落とし穴

薬の明細書をよくみると、自己負担分の点数および金額しか明記しない調剤薬局もあり、これでは情報不足でわかりづらくて不親切ではありませんか。

例えば、他の医療保険を使った施術である鍼灸およびマッサージは、患者に明細書をだすことが義務づけられており、様式も決められております。

そこには、点数だけではなく詳細の金額および保険請求額まで記載することとなっており、患者には○円の請求額で、税金および保険料の負担は○円の請求額であると、総合計の請求額を明記するのでクリーンな状態でわかります。

それに対して薬の明細書は、1割負担の人の場合、残り9割は税金および保険料で賄っているのに明記されていないことにとても違和感があります。

合計金額（医療負担分）を知れば、国の医療費削減のためにすすんでジェネリック医薬品に変更したりして、薬代を抑える努力をする人もいるはずです。

明細に書かれている調剤報酬点数は、1点は10円で計算しますが、わざわざ10分の1の点数にしていることに、視覚的に料金を安くみせようと仕掛けているようにも思えてしまいます。

例えば、合計金額5800円かかった場合では、1割負担の後期高齢者の明細書には合計58点で580円としか記載されていません。

これでは、自分の治療や薬代が本来いくらかかったのかを考えることなく、治療内容と治療費について適正なのか見つめ直すこともしません。

そのため、些細なことでもすぐに医師に診てもらい、とりあえず薬をもらうが飲み残して大量の薬を処分することに繋がってしまいます。

国のお財布はブラックホールではないので、借金として残ります。

これからは、明細書の自己負担金額だけでなく、この治療やお薬で総額いくらかかったのかを把握して、一人ひとりの努力で少しでもお薬の無駄を減らせることができれば、国の医療費を大幅に削減することにつながるのではないでしょうか。

医師のいい加減な処方やミスをなぜ税金で払うのか

薬局の薬剤総合評価調整管理料をご存知ですか。

これは、医師が患者に6種類以上の薬を処方しているが、一カ月以上服薬しても症状の改善がされなかった時や副作用で薬が合わない時に、薬剤師から医師に報告をして2種類以上の減薬がされた場合は、３５０点（３５００円）を加算できることになっています。

とてもおかしくないでしょうか？

そもそも厚生労働省は、**６種類以上の服薬は危険であると医師および薬剤師に警鐘を鳴らしているのに、それでも医師は無視をして６種類以上の薬を処方してしまい、**その結果副作用がでて危険と感じた薬剤師は、当然医師に減薬を求めます。

それで医師が減薬を認めたら、薬漬けにされていた被害者の患者は自己負担で３５０円（１割負担）を払い、残りの３１５０円は税金および保険料で負担をさせられます。

また、薬剤師法24条に疑義照会がありますが、医師の出した処方箋に疑わしい点があるときに、薬剤師が処方をした医師に問い合わせをした場合、これもまた30点（３００円）がかかり、患者と税金および保険料で負担をします。

そもそも、薬を処方する時に**他の服薬状況を確認しない医師に責任があるのに、なぜ医師にはペナルティがないどころか、国民の損益になる**のでしょうか。

なぜ医師が薬を処方するのか

日本は薬大国と言われるほど、薬を服用されている人が多いのですが、日本では薬を処方できるのは処方権のある医師だけです。

しかし、**医師は診断および治療はプロですが、薬に関して専門知識を学んだプロは調剤権のある薬剤師**であり、そのうえ医師本人が薬を飲んで試したわけでもなく、製薬会社の勧めやクチコミで処方しているにすぎません。

病院でこんな光景を目にしたり、体験したことはありませんか？

病院で診察の順番を待機している時に、後から来た患者が受付の人に「先生の診察はいらないから、いつもと同じ薬をお願いします！」と言い、5分後くらいに受付の人から呼ばれてお金を払い処方箋をもらって帰っていきました。

わたしは1時間も診察で呼ばれるのを待っていたので「ズルい！　こんな方法があるのか！」と正直悔しい思いをしました。

その患者からすれば、医師は信用していないけど、薬の効果は信用しているので、このような行為をしたのでしょう。

後日、わたしも同じようなことを受付の人に伝えたら、医師の診察をスルーすることができて、処方箋をもらうことができましたが、再診料や処方箋料はとられ、前回と支払う窓口料金は同じでした。

欧米諸国では、薬剤師の権限および社会的地位が高く、最初に医師の診断を受ければその後は医師にかからなくても、直接薬局に行き薬剤師が処方できる「リフィル処方制度」があります。

日本もこの制度に変えれば、医療費の大幅削減・病院の待ち時間短縮・正しい薬の処方につながっていくのではないでしょうか。

時代が変わり、サラリーマンや主婦や高齢者も国民の多くは忙しくて暇ではないですが、貴重な時間を割いて通院しています。

日本も薬剤師には、もっと地位や権限を与えてほしいです。

医師と製薬会社の関係性

日本は国民皆保険のため、高額な薬代も税金や保険料で支払っています。

日本の薬代を決定する薬価算定組織がありますが、過去に9人の医学部関連の委員全員が、製薬会社から副収入として大金（そのうち3人は1千万以上）を受け取っていました。

２０１１年に製薬協による透明性ガイドラインが策定されて、米国同様に日本でも製薬会社から医師および医療機関に渡している金銭の詳細を公開することが決定しましたが、日本医師会および日本医学会は猛反対をして公開を遅らせました。(米国は10ドル以上で情報公開することを義務付けしている)

政治家の政務活動費のネット公開と同じで、都合の悪いことには全力で反対をする姿勢には、逆に不都合な真実があるのではと疑ってしまいます。

医師がお金を製薬会社に要求する決まり文句は「処方しないぞ」との脅迫ともとれる発言と暴かれており、やっていることは暴力団と変わりません。

本来の臨床試験では、医師が主導で公平に行なわれるはずですが、製薬会社が計画段階から関わり、自社に有利となるような試験をした「ディオバン事件」「ブロプレス事件」は、国民を騙して1000億円以上のお金稼ぎをした極めて悪質な事件でした。医療及び保健指導を司る立場である多くの医師が加担していた事実には開いた口が塞がりません。

ディオバン事件では、製薬会社であるノバルティスは臨床試験を行なう5つの大学研究室に11億円の寄付金を支払い、論文の著者である医師50人に対しては謝礼金として総額6418万円の支払いをしていました。

その結果、**50人の医師全員が偽証効果の不正論文を書いた**ため、薬の売上げからして**数百万人が効果の不明なお薬を服薬していた被害者**となります。50人の医師のうち、誰一人も不正行為を注意したり、断ったりする人がいない現状は、医師業界そのものがお金に汚くて、国民の健康など何一つ考えてないことの現われではないでしょうか。

これを受け、2018年に臨床試験法が改正されて、製薬会社からの資金提供がある場合には、事前に厚生労働省に申請することが義務づけられました。

他には、多くの医師が参考にするもので、影響力の大きい「病気の治療方針を決めるガイドライン」にも製薬会社から医師にお金が流れています。

2018年「肺癌診療ガイドライン」作成の日本肺癌学会へ1億4561万円
2018年「胃癌治療ガイドライン」作成の日本胃癌学会へ5251万円
2019年「大腸癌治療ガイドライン」作成の大腸癌研究会へ4818万円

製薬会社から医師に謝礼金を支払うことで公平性が失われると危惧しています。

製薬会社と医師との利害関係を透明化することを目的として、ジャーナリズムNGOのワセダクロニカルとNPO法人の医療ガバナンス研究所は、製薬会社から医師に支払われた金額を一般の人でも調べることのできるデータベースを公開しています。

医師が、金銭の支払いを受けた製薬会社の薬を処方しているのかも調べられるため疑問を解消することができます。

恐ろしいことにワセダクロニカルが調べ上げた謝金データでは、9万8000人の医師が製薬会社からお金を受け取っており、２０１７年に医師個人に支払った金額は２７３億円で、学会などへの寄付金額は３５７億円であることも発覚しています。

ジェネリック医薬品の良いところ

日本の医療費は、現在43兆円を超えて毎年１兆円以上の増加をしていますが、２０２５年には後期高齢者が一気に増えるため、医療費も55兆円を超えるのではないかと予想されています。

また、医療費の内訳では、20％が薬剤費となっています。１年間使用されている医薬品をジェネリック医薬品に変えるだけで、約１兆３０００億円の医薬品代が抑えられるため、医療費の大きな節約となります。

なぜジェネリック医薬品が節約になるのかは、新薬では莫大な費用がかかっていた研究・開発費が少なくすむ

学会別　理事一人平均受領額ランキング

	学会名	金額（四捨五入）
1位	内科	606万円
2位	泌尿器科	500万円
3位	皮膚科	458万円
4位	眼科	251万円
5位	精神神経	199万円
6位	整形外科	198万円

ため、価格を安価にすることができます。多くの人はジェネリックに対する不安を持っていますが、有効成分・用法用量・効能効果は同じとされています。

違うのは、添加物・味・形だけです。従来のお薬よりも飲みやすくするために、コーティングで苦みを減らしたり、サイズを小型化したり、カプセルを錠剤に変えたり、薬に製品名を印刷したりと様々な工夫をしています。

よくスーパーのチラシを見て、10円でも安かったらスーパーを変える人もいますが、ジェネリック医薬品を選択するだけで数倍の節約ができます。

そして、国の医療費を削減することは、生まれた日から借金を背負う子どもたちに対しての思いやりではないでしょうか。

近年、厚生労働省からの通達により、ジェネリック医薬品への移行を薦める薬剤師は増えておりますが、残念ながら処方する医師の意識は大きく変わりません。

どうしても、ジェネリック医薬品の効果が同じだけど、添加物が違うので嫌だとお考えの人がいたら、「オーソライド・ジェネリック医薬品」と呼ばれる、製造工場が違うだけのお薬もありますので、信頼できる薬剤師に相談してみてはいかがでしょうか。

第五章　医師以外の医療業界の問題点

どうなる今後の接骨院業界

【縮少される保険の適応条件】

健康保険の支給対象となる負傷は「外傷性が明らかな骨折、脱臼、打撲及び捻挫であり、内科的原因による疾患は含まれない」とされています。

解りやすく説明すると、腰痛や肩こりや膝痛などの慢性的な症状で通われている高齢者をたくさん見かけます。数年前までの健康保険適応対象は、急性期と亜急性期は対象であり慢性期は対象外でしたが、現在は**急性期のみが健康保険適応対象で、亜急性期も慢性期同様に対象外**となっています。

日数で表すと急性期は14日以内、亜急性は15日～90日、慢性期は90日以上との目安があり、2週間以上通院していると急性期を超えているため、保険会社によっては、全額自費とされてしまいます。

また、接骨院の不正を調査するため、保険者から保険請求をされている患者に直接面会または電話等による聞き取り調査を行なったことがあります。

その結果、904人中597人（66％）の接骨院が申請書に記載した負傷部位と本当の負傷部位が異なっており、不正請求をしていました。

また、897人中455人（51％）が、腰痛や肩こり等にて施術を受けているのに、申請書には骨折、脱臼、打撲と虚偽をして不正請求をしており、業界のイメージダウンは避けられません。

何十年も前から接骨院の不正は問題視されていますが、厳格な審査体制を整えようとしても政治団体の「日本柔道整復師連盟」からの献金を受けている政治家が介入して、なかなか厳格な取り締まりには実現されません。

しかし、同じ症状で整形外科に行き、機械的な対応と効果の薄い治療を受けるよりは、接骨院のほうがあたたかい対応と人的施術をしてくれる場合が多いです。

【接骨院の広告規制問題】

一般に整骨院の名称のほうが馴染みはありますが、実はこの名称はＮＧとされており、ほねつぎおよび接骨院が正しい名称のため、この本では接骨院として明記しております。

１９７０年、院の名称は「ほねつぎ」のみが柔道整復師法の告示第２４５号で認められており、１９７６年に「ほねつぎ又は接骨」に追加変更となりましたが、「整骨」はもともと告示に規定されていない事項でした。

２０１８年８月に複数の健康保険組合が結成する柔整問題研究会（現在は保険者機能を推進する会）による、東京都目黒区の接骨院への立ち入り検査を実施しましたが、１４５施術所のうち１４１施術所（97％）に何かしらの違法性がみつかり、多くは名称問題でした。

広告規制や違法行為を厳守しているのは4施術所（3％）だけで、これでは保健所の行政指導が追いつくわけがないです。

しかし、この問題は接骨院だけに非があるとも思えません。接骨院を開設する時には保健所などへの届け出が必要ですが、何十年も前から接骨院の名称で受理をしているのに、日本医師会から整形外科と誤認しやすい名称だと圧力があり、調査したに過ぎないからです。

また、**柔道整復師法によって定められている広告規制が厳しすぎる**のも確かであり、無資格でも開業ができて名称も似ている施術所として「整体院」があります。

本来なら国家資格を守るためにも、こちらの過度な広告を取り締まるのが先決であると思われますが、厚生労働省は長年取り締まっておりません。

もはや国民からすれば、整体院も接骨院もマッサージ院もリラクゼーション店の違いや区別さえもつきにくいのが現状です。

【不正請求は氷山の一角なのか】

２０１９年、健保連（健康保険組合連合会）は加盟する１２０９組合に患者照会を実施したところ、全国の接骨院にて、２０１７年から２０１９年の2年間で約3万８５００件の莫大な不正請求が明らかになりました。

この驚く不正請求の数字はあくまでも健保連のみであり、国保（国民健康保険）および、協会けんぽ（全国健康保険協会）なども患者照会を行なったら、おそろしい数の不正請求が発覚する可能性は大いにあります。

そして、最も多かった不正請求の発覚は「付け増し請求」（約1万7000件）といわれる、故意に施術回数や負傷部位を水増しする不正であったと報告されています。

今回の件をふまえて健保連は厚生労働省に不正対策強化を求めると予想されるため、今後はさらに取り締まりが強化されるはずです。

また、この莫大な不正請求が明らかにされてから1カ月後に、福岡県の接骨院は1通の架空請求を保険会社に送り、施術料5040円を請求したため、保険金詐欺未遂で逮捕されています。

容疑者としてニュースで取り上げられているため、不正請求は少額であろうと重い処罰が待っています。

そもそも柔道整復師は、国家資格を取得するのに3年以上も専門学校で学んだ上、努力を積み重ねて国家試験に合格しているので、不正請求を行なわなくても患者が通い続ける技術と知識を持った施術者が多いのではないでしょうか。

【医師から揶揄される骨盤調整】

街やテレビや誰もが目にしたことがある「骨盤調整」や「小顔矯正」を多くの医師は、「骨盤は丈夫な多数の靭帯で包まれているので変形はありえない」「小顔は骨を動かせないので矯正はありえない」と、それぞれ、効果がないと警鐘を鳴らしています。

また、「骨盤矯正」という言葉は医学的にも存在しませんが、雑誌やメディアによる幾度の報道により、いつのまにか日本では浸透してしまいました。

そんな骨盤矯正を謳っているのは「カイロプラクティック院」「整体院」「リラクゼーション店」「エステ店」などの民間資格に多くみられていましたが、ここ最近は「接骨院」でも宣伝している院が急増しています。「骨盤矯正」は柔道整復師の本来の業務範囲ではないにもかかわらず、保険請求が厳しくなると、経営上の観点から、こちらにシフトする接骨院が増加すると考えられます。

【国民の間違った認識】

いまだ整骨院は健康保険でマッサージをしてくれる場所だと間違った認識をされている人が多数いらっしゃいますが、保険適応は限られた条件と短い期間だけです。

接骨院の中には、院長のみ柔道整復師の資格を持ち、他の施術者は保持していない院も多数あります。院長以外の施術者が担当する場合は、当然、保険適応外になります。

また、柔道整復師の施術者は、業としてのマッサージができないため、マッサージを行なって患者に自費請求をすることもできません。どの施術者が何の資格を持っているのか、または無資格なのかを明確に知った上で受けている人は、とても少ないのではないでしょうか。

あん摩マッサージ指圧師の悲惨な真実

国民の多くは、なぜマッサージ師が医療従事者なの？　マッサージは資格がなくても誰でもできるのでは？　と思われているのが現状です。

実は、日本でマッサージを業として行なうには「あん摩マッサージ指圧師」の免許または医師免許を所持していないと違法行為とされています。

この「あん摩マッサージ指圧師」の国家資格を取得するには、最低でも3年以上専門学校に通学して（学費は3年間で350万円程）解剖学・生理学・医療概論・病理学・臨床医学総論・リハビリテーション医学等の13科目を学び専門学校を卒業することが必須です。

専門学校を卒業してから国家試験を受けることができ、試験を合格して免許証が届いてからでないと、マッサージを業として行なうことができません。

国は、人の身体を業としてマッサージをするには、安心・安全のために国家資格による免許制度を設けていますが、現状の店舗型施術所の9割は免許のない施術者が行なっています。

車社会に例えるならば、ドライバーの9割が教習所に通わないで独学にて運転を学んでいて、クルマの免許証を保有していない9割のドライバーが運転している街があったら、あなたは住みたいと思いますか？

厚生労働省のホームページにもこのように記載されています。

「無資格者によるあん摩マッサージ指圧業務の防止についてと題し、医師以外の方が、あん摩マッサージ指圧の施術所等において、あん摩、マッサージ若しくは指圧を業として行なおうとする場合には、あん摩マッサージ指圧に関する法律（昭和22年法律第２１７号）において、あん摩マッサージ指圧師免許を受けなければならないと規定されており、**無免許でこれらの行為を業として行ったものは、同法により処罰の対象**になります。

厚生労働省としましても、都道府県関係機関と連携して、無資格者によるあん摩マッサージ指圧業等の防止に努めているところであります」

しかしながら、国民の多くは厚生労働省のホームページなど見ません。

厚生労働省が長年にわたり、無資格者問題への対応を怠った結果、日本中に無資格者の店舗が増大していったのではないでしょうか。

また、驚くことに参議院議員会館にも無資格マッサージの店舗が入っており、施術を受けた議員の方が骨折をしてニュースにもとりあげられました。

厚生労働省のマッサージの定義は、「体重をかけて、対象者が痛みを感じる強さで行なう行為」としていますので、骨折ならばあきらかに違法行為です。

そもそも、厚生労働省が議員会館での無資格店舗開設を認めること自体が、無資格問題を重く受け止めていないのがわかります。

よくニュースで「マッサージ店がわいせつ行為で逮捕」「俳優が出張マッサージにて性行為を強要」「タレントがマッサージで骨折」とマッサージ関連の被害は多数ありますが、調べてみるとほぼすべてが無資格者の施術でした。

マスコミやメディアも、本来ならマッサージを無資格で行なっていることに法的な問題があるのに何一つ取り上げず、風評被害はすべてあん摩マッサージ指圧師のイメージダウンとなってしまうのは気の毒です。

もし、あん摩マッサージ指圧師が逮捕されるとなれば、大金と時間をかけて取得した免許証の剥奪もありえるので、違法行為をすることはあまり考えられません。

しかし、今では経済産業省の職業分類にて「リラクゼーション業」も新設されており、マッサージ行為以外の手技であれば癒しの職業として国も認めていますが、どう考えても行なっているとはマッサージ行為です。

また、あん摩マッサージ指圧師以外に、医師だけはマッサージを業として行なえることになっていますが、日本医師会および一部の医師はマッサージに対して否定的であり、手技等の技術も学んでおりません。

中には、マッサージに資格が必要であることを知らない医師もいるのに、医師免許を取得すれば、専門分野外のことでも許されることに疑問を感じます。

儲け主義の実業家に荒らされた訪問マッサージ業界

日本では、飲食業・教育業・代理店業・小売業・サービス業などのフランチャイズ店はたくさんあります。

しかし、医療業では関連法規を厳守する必要があるため、フランチャイズが希薄する中、訪問マッサージのフランチャイズだけは全国で１０００店舗以上もあります。

この訪問マッサージの事業は、疲れをとるのを目的としたマッサージではなく医療的マッサージのため国家資格が必要であり、健康保険が適用となるので病院と同じ国民の税金からも支払われています。

その国民の税金から支払われる事業に、多額な加盟金とロイヤリティを必要とするフランチャイズが参入するということは、フランチャイズオーナーの生活費や多額な加盟金のローンおよび毎月本部に支払うロイヤリティを国民の医療費で支えていることになります。

訪問マッサージの複数フランチャイズオーナーに「なぜ、このフランチャイズを始めようと思ったのか」聞きましたが、「儲かると思ったので始めた」「困っている人の社会貢献で始めた」などの答えが返ってきました。

オーナーは、マッサージの国家資格がないため、直接困っている人と向き合えないので、儲かると思って始めたオーナーは素直な考えだと思いました。

そして、社会貢献で始めたオーナーに「困っている人を助けたいなら、自らが直接関わる人手不足の介護職を始めたらどうですか」と問うと答えが返ってきません。

また、医療業は専門職であるため、専門知識のないオーナーは指示ができないことも多く、働き手が辞めた場合は完全に営業停止になるので、組織としての上下関係がいびつになりやすいです。

訪問マッサージ業界に参入しているフランチャイズ院の本部およびオーナーは、あはき法（あん摩マッサージ指圧師、はり師、きゅう師等に関する法律）を理解している人が少ないため、知らずに違法行為をしているケースも多々あります。

【実際に起きた不正行為の実態】

①某大手フランチャイズ院の施術者は、全員はり師・きゅう師の免許はありますが、あん摩マッサージ指圧師の免許は保持してないにも関わらず、ホームページには「症状の改善とする医

療マッサージを行なっています」との記載があります。

他のフランチャイズ院も調べてみましたが、同様のケースがいくつかありました。

その件について、施術所の開設届をだすときにマッサージ免許証の原本は必須でありながら、なぜ開設ができたのかを管轄の保健所に確認してみました。

保健所は、施術所より「求人募集をしているので先に開設だけだしたいと申し出がありＯＫを出した」との回答で、何とも理解しがたい対応です。その後、保健所からの確認は特にないため、数年の間はマッサージ師が在籍していないにも関わらず、マッサージ行為を宣伝する無免許営業をしていました。

フランチャイズ本部は、各店舗へ不正行為をしない研修が必要とされますが、本部は行なっていないか確信犯のどちらかです。

②某大手フランチャイズ院の本部は、オーナー研修の際に、はり師・きゅう師でもマッサージができると誤った情報を教えていたり、この業界は不正行為をしないと儲からないと悪知恵を伝え、業界を荒らしていました。

私が知る某大手フランチャイズオーナーで「不正行為をしないと稼げない」とスーパーバイザーより指南されたため、不信に感じて閉院をすることを決め、その後フランチャイズ本部を相手に裁判で訴えた人もおります。

そのオーナーは、フランチャイズ加盟店募集広告に記載された「ローコストで開業」「利益率40％を実現」「業界に対しての知識は必要なし、未経験でも簡単にできる」の甘い言葉に騙されてしまったと後悔をされていました。

フランチャイズ院は、多額な加盟金、毎月の本部へのロイヤリティ、営業の給与等までも余計に稼がないと経営できないため、不正に手を染めやすいのが現状です。

在宅でのはり・灸およびマッサージを必要とされる高齢者も多いので、国民から信頼をなくす行為は止めてほしいと願っております。

手技療法による医療費控除の問題点

あん摩マッサージ指圧師、はり師、きゅう師、柔道整復師による施術においては医療費控除の対象となりますが、疲れの除去や体調を整える目的の施術では医療費控除の対象となりません。

多くの人は、接骨院では医療費控除が対象であり、リラクゼーション店では医療費控除が対象でないと勘違いしていますが、実は控除の対象に店舗はまったく関係なく、担当した施術者がこれらの国家資格を所持しているかどうかです。

接骨院では、国家資格を所持していない学生および無資格者も働いている院が多数あり、そうした人たちにも施術を行なわせているのが実状です。

接骨院側からは、学生および無資格者が施術をしても「今日の施術した者は無資格者なので医療費控除は使えません」と正直にカミングアウトすることはないため、患者側は知らずに医療費控除の不正申告をしてしまいます。

真逆のパターンもあり、腰痛および肩こりがひどくてリラクゼーション店に行き、痛みを緩和してもらうケースもありますが、リラクゼーション店で働く、あん摩マッサージ指圧師の国家資格者も中にはいるため、その者が担当した場合は、医療費控除の対象となります。

ただし、国税庁職員にも接骨院は対象で、リラクゼーション店は対象外と決めつけてしまっている人もいるので、疑いの問い合わせがある可能性もあります。

国税庁は、歯科医で歯の矯正を行ない医療費控除で申請した場合に、不正咬合（適応）なのか、審美目的（適応外）なのか不正調査に力をいれることも多いですが、そんなことより、接骨院の施術費が医療費控除の申請をされていたケースを調査したほうが、不正申告を発見する可能性が断然に高いでしょう。

２０１７年の確定申告からは、医療費控除の際には領収書の提出が不要となり、医療費控除の明細書だけの添付となるため、領収書は自身で5年間保管することになり、国税庁は不正申告を取り締まる気がなくなったのでしょうか。

日本の薬剤師の扱いがひどい

日本は薬局の開局制限がないのでコンビニエンスストアを上回るほど増え続けており、その中の約７割が病院やクリニック前に群がっているため、患者が薬局選びに迷う時もあります。そのため、国民にとっては薬局間での競争原理が芽生えて、接客などのサービスが向上するなどの利点もあります。

しかし、薬剤師法の中で「薬剤師は、調剤、医薬品の供給その他薬事衛生をつかさどることによって、公衆衛生の向上及び増進に寄与し、もって国民の健康な生活を確保するものとする」と規定されているので、医師の処方箋が不信な場合でも言いなりとなって処方してしまえば、国民の健康な生活を確保することはできません。

医師に物申せる薬剤師が少ない現状に、日本医療業界の業

	各国の薬剤師に許された業務
日本	医師が事前に「変更可能」と意思表示があり、患者が同意すればジェネリック医薬品に変更が可能
米国	事前に決められた手順に基づき、医師と薬剤師で合意があれば、薬剤師が処方や用量の変更が可能
英国	研修を受けた薬剤師は、医師の処方箋なしでも一部の医薬品の処方可能

種格差を感じます。

薬剤師の業務内容は、基本的に医師の処方箋に基づく調剤および服薬指導ですが、国によって薬剤師の許される業務範囲は異なります。

国民や患者にとって、便利な改革案があっても、医師の批判や反発を乗り越えたり、薬剤師および薬局の教育や体制を整える必要性もあるので、なかなか他国のように薬剤師がもっと役割を果たせる制度になりません。

これでは、日本の薬剤師は高い学費を払って薬学を学び、長い間勉強を続けて国家試験に合格したのかわかりません。

第六章　統合医療の可能性

統合医療とは

現代医学である西洋医学と東洋医学および様々な代替医療等を組み合わせて行う療法で、個々の患者に合わせた統合的ケアをする医療のことを指します。

また、東洋医学は西洋医学に対立する医学ではないため、統合医療は現代医学の弱点を補う医療手段として併用することで、相乗効果が期待されます。

しかし、日本ではまだまだ認知されていないため、多くの医療現場では受け入れられていないのが現状です。

近年の米国では、統合医療を

代替医療の５つの分類

分類	種類	備考
心身療法	瞑想・催眠 音楽療法 ヨガ	心は身体に影響を与えると考えられた療法
生物学に基づく療法	ビタミン ハーブ療法 健康食品	基本的には自然界にあるものを利用した療法
手技療法	マッサージ カイロ 整体	身体の一部又は複数の部位に働きかける療法
エネルギー療法	太極拳 外気功	身体には自然治癒力があると考えた療法
代替療法システム	東洋医学 鍼・きゅう ホメオパシー インド哲学	他国で進化してきた伝統の療法

最善の医療として注目されており、米国のがんセンターではマッサージおよび鍼きゅうを中心とした代替医療が、がん患者に提供をされています。

統合医療に対する国の動き

【２０００年】

一般社団法人　日本統合医療学会を設立　東大名誉教授の渥美和彦氏が代表。

【２００５年】

自民・公明・民主党による「統合医療を実現する議員の会」が旗揚げをして、綿貫会長は「健康、医療の問題は国民にとって身近で超党派議員連盟の会としても取り組むべき重要な課題である」と述べています。

【２０１０年】

厚生労働省は、統合医療を推進するため「統合医療プロジェクトチーム」を立ち上げ、健康寿命を延ばすとの観点から統合医療の研究に10億円以上の予算を計上した。（アメリカでは１４０億円の国家予算を計上して研究している）

当時の鳩山総理は「医療費の大幅削減の可能性に期待する」と述べています。

【2012年】

厚生労働省は「統合医療のあり方に関する検討会」を5回開催。

統合医療として取り上げられた療法。

・あん摩マッサージ指圧
・はり・灸
・カイロプラクティック・接骨
・アロマテラピー・ヨガ・気功
・音楽療法・温熱療法・磁器療法
・アニマルセラピー・園芸療法
・漢方薬
・サプリメント・食事療法
・アーユルベーダ
・中国伝統医学

以下の表は、平成22年度厚生労働科学研究「統合医療の情報発信等の在り方に関する調査研究」で採り上げられた療法について、効果の有無を問わず整理したものである。

療法の分類	療法の例	
	国家資格等、国の制度に組み込まれているもの	その他
食や経口摂取に関するもの	食事療法・サプリメントの一部（特別用途食品（特定保健用食品含む。）、栄養機能食品）	左記以外の食事療法・サプリメント、断食療法、ホメオパシー(注)
身体への物理的刺激を伴うもの	はり・きゅう（はり師、きゅう師）	温熱療法、磁器療法
手技的行為を伴うもの	マッサージの一部（あん摩マッサージ指圧師）、骨つぎ・接骨（柔道整復師）	左記以外のマッサージ、整体、カイロプラクティック
感覚を通じて行うもの	−	アロマテラピー、音楽療法
環境を利用するもの	−	温泉療法、森林セラピー
身体の動作を伴うもの	−	ヨガ、気功
動物や植物との関わりを利用するもの	−	アニマルセラピー、園芸療法
伝統医学、民族療法	漢方医学の一部（薬事承認されている漢方薬）	左記以外の漢方医学、中国伝統医学、アーユルベーダ

近代西洋医学

組合せ（補完・一部代替）

（注）日本学術会議（平成22年8月24日）において、「ホメオパシーの治療効果は科学的に明確に否定されている」との会長談話が出されている。

統合医療

【２０１６年】

厚生労働省は、自由民主党統合医療推進議員連盟（会長は鴨下一郎氏）の２５５人による「統合医療企画調整室」を設置しました。

会長である鴨下一郎氏は、統合医療は厚生労働省が進める地域包括ケアの具体的な手段であり、政府が進める一億総活躍と地方創生にも繋がる概念ですと述べています。（いち早く、鳥取県南部町が統合医療を取り入れる）

厚生労働省は、統合医療に係る情報発信等推進事業として、統合医療情報発信サイト（イージムン）にて代替医療のエビデンスを掲載しています。

【２０１８年】

統合医療推進議員連盟の総会で、現代医療は「見ない、聞かない、触れない」の診療パターンで、医療の概念を「治す医療から自然の回復過程を整える医療」への変化が大事であると、看護大学教授川嶋氏が講演しました。

しかし、具体的な統合医療の推進方法などは未だに報告されておりません。

統合医療推進議員連盟総会での
看護大学教授川嶋氏の講演資料

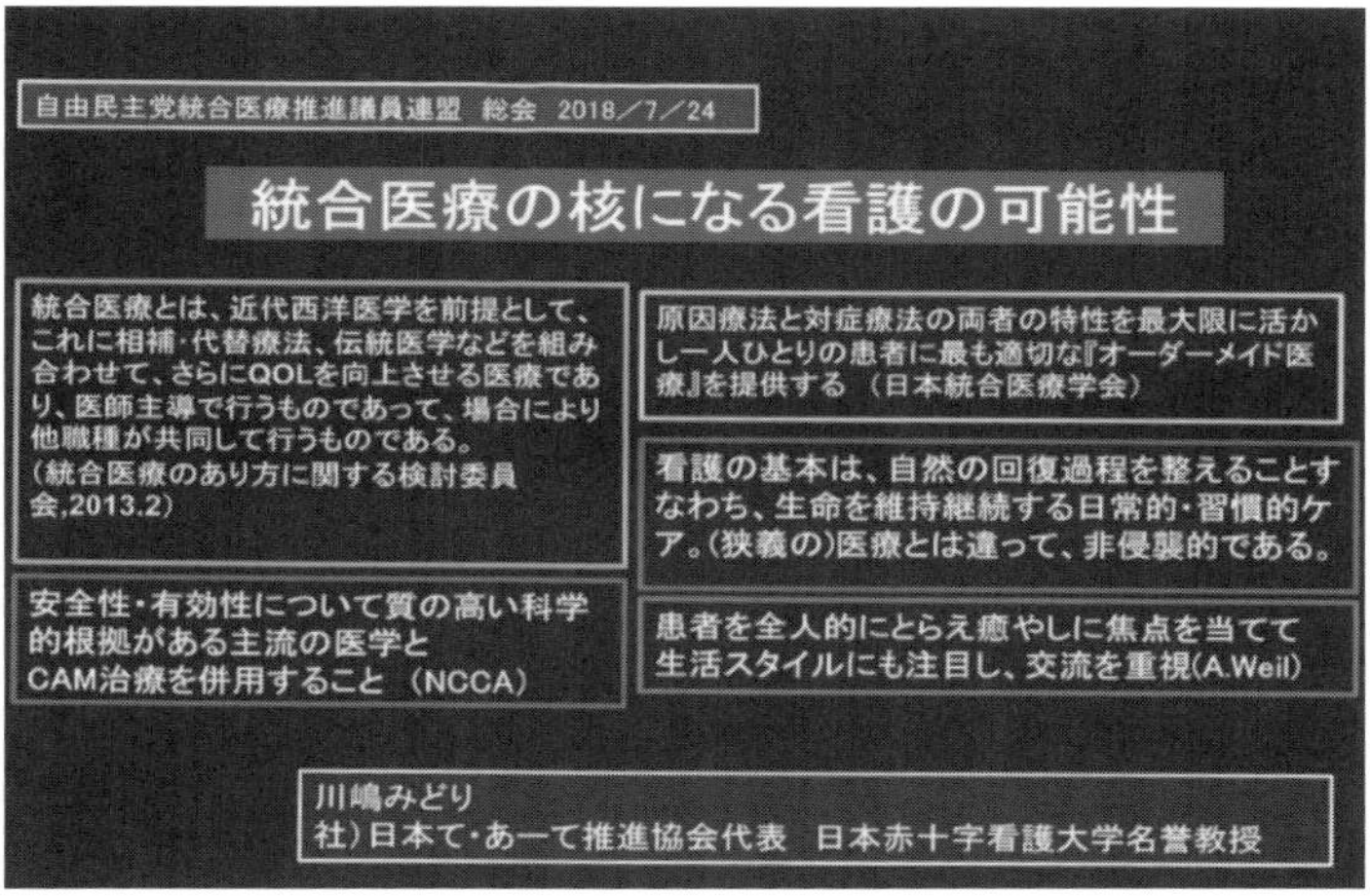
自由民主党統合医療推進議員連盟　総会　2018／7／24
統合医療の核になる看護の可能性
統合医療とは、近代西洋医学を前提として、これに相補·代替療法、伝統医学などを組み合わせて、さらにQOLを向上させる医療であり、医師主導で行うものであって、場合により他職種が共同して行うものである。
（統合医療のあり方に関する検討委員会,2013.2）
原因療法と対症療法の両者の特性を最大限に活かし一人ひとりの患者に最も適切な『オーダーメイド医療』を提供する（日本統合医療学会）
看護の基本は、自然の回復過程を整えることすなわち、生命を維持継続する日常的·習慣的ケア。（狭義の）医療とは違って、非侵襲的である。
安全性·有効性について質の高い科学的根拠がある主流の医学とCAM治療を併用すること（NCCA）
患者を全人的にとらえ癒やしに焦点を当てて生活スタイルにも注目し、交流を重視(A.Weil)
川嶋みどり
社）日本て·あーて推進協会代表　日本赤十字看護大学名誉教授

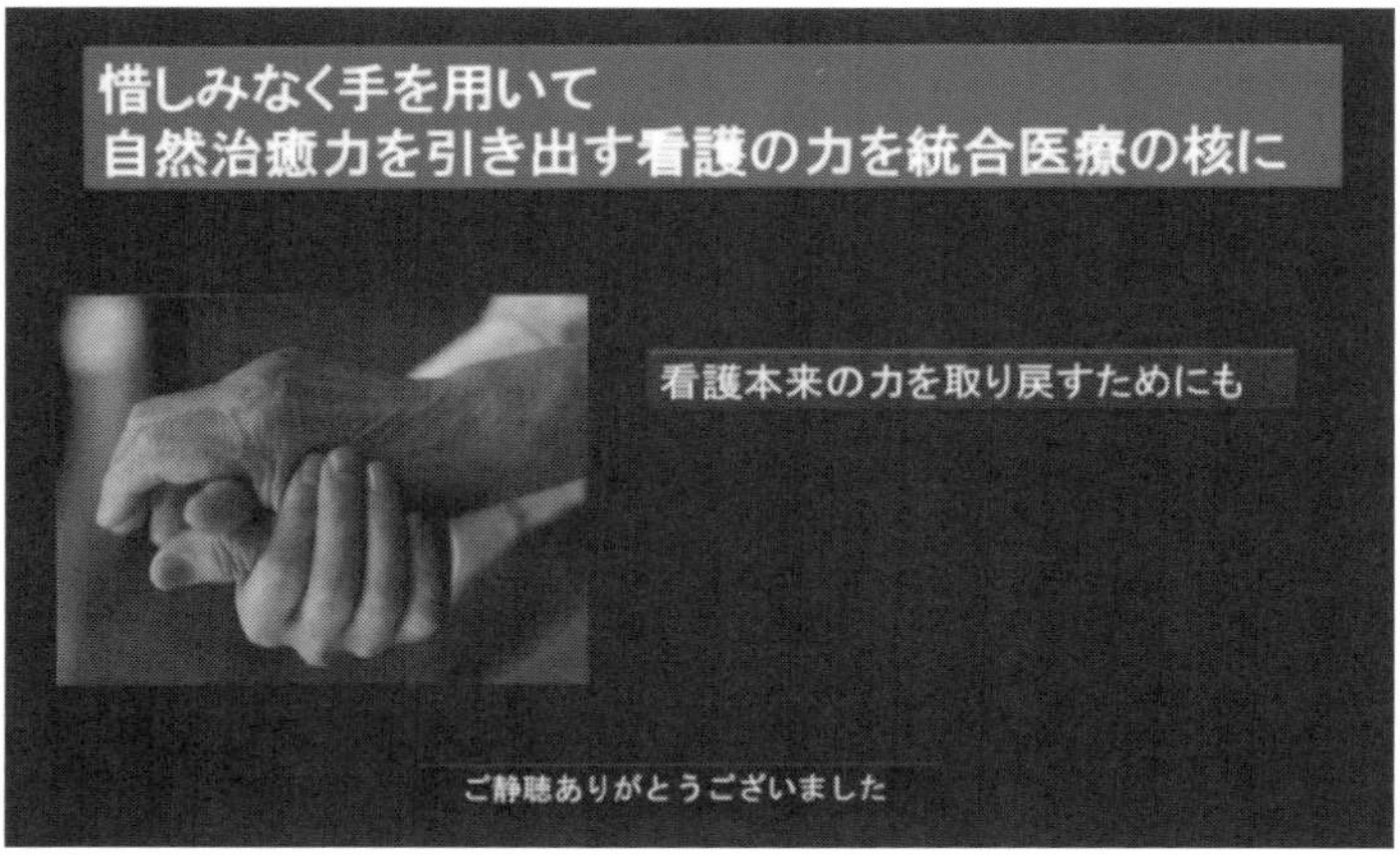
惜しみなく手を用いて
自然治癒力を引き出す看護の力を統合医療の核に
看護本来の力を取り戻すためにも
ご静聴ありがとうございました

なぜ統合医療は国民に認知されないのか

日本が統合医療を本格的に取り入れると、国民の健康寿命が延び、増え続ける医療費の大幅削減も期待できるため、国民や国にはメリットが大きいです。

一方では、国民が元気になると医師にかかる頻度が減り、他の医療の選択肢も広がるので、日本医師会にとってはデメリットが大きいため、あらゆる手段を使い反対を行なっています。

現在、政権を握っている自民党には、日本医師連盟から毎年2億円の多額な献金収入がありますが、これだけではありません。

統合医療を推進している自由民主党統合医療推進議員連盟会長の鴨下一郎氏の事務所および代表支部は、20年ほど前から日本医師連盟および他の医療業界からも多額の寄付金や政治資金パーティー収入を毎年受け取っています。

医療関係者の収入は、国民の税金が関連していことも忘れてはいけません。

統合医療の推進には、日本医師会が強く反対しています。

この日本医師会の政治団体である日本医師連盟より、ズブズブの関係で癒着されている人物が統合医療を推進する会長では、広がるとは思えません。

知られざる代替医療の効果

【漢方薬】

日本の薬事情は数年前から大きく変わり、西洋薬の一択から漢方薬を処方する医師も増えてきています。

漢方薬には長い歴史があり、患者を診察してから多様な作用をもつ植物鉱物および天然の素材を組み合わせて調合するため、個々の細かい症状に合わせた処方ができ、西洋薬よりも副作用が少ないとされており、漢方薬の保険適用数は１４８（２０１８年現在）種類あります。

現在、日本で処方されている漢方薬は、中医学を基礎に独自で改良された日本オリジナルの漢方薬です。中国では処方する際に「四診」と呼ばれる診察により症状と原因を見極めて処方していますが、日本の医師の多くは症状にあったのを処方するだけです。

〈四診〉

・望診

患者の体格・姿勢・歩き方・顔色・肌の張りや色つやなどを細かく観察する診断方法で、中医学では舌診が最も特徴的である。

・聞診

患者の声を聴くことで、声の調子や呼吸音などを確認し、体臭や口臭の臭いなどの嗅覚と聴覚による情報をもとに判断する。

・問診

患者の多様な状態を問うことで、主訴・自覚症状・家族歴・現病歴・生活状態などを質問する。

・切診

身体の特定の部位に触れることで診断を行ない、脈を診る「脈診」や、お腹を診る「腹診」などがある。

【はり・灸】

はり・灸治療の発祥は中国ですが、現在ではアジアのみならず欧米にも医療として広がり、米国の国立衛生研究所（ＮＩＨ）は、はり・灸治療の有効性に関する声明を発表しています。日本では、江戸時代から独自のはり・灸治療が完成されていますが、「はりは痛い！　灸は熱い！」と先入観のある人も未だ多く、まだまだ国民の身近な治療方法としては認知されておりません。

はり・灸治療では、現代医療で最も苦手とされている原因不明の症状（不定愁訴）においても、自律神経のバランスを整えて自然治癒力を高めることによって症状の改善に役立ちます。

【マッサージ】

マッサージの効果について、米国の国立補完統合衛生センター（NCCIH）から助成を受けた臨床試験によると、慢性腰痛・慢性頸部痛・変形性質関節症・抑うつの低減に対しての効果があると実証がされ、うつ患者・がん患者・エイズ患者に対してマッサージにより生活の質を改善する可能性もあるという科学的証拠も報告されています。

また、エビデンス（科学的根拠）の多くは、痛みや病気と関連する他の症状に対する効果を示していますが、短期的な効果も多いため、継続して効果を得るためには定期的にマッサージを受ける必要性もあります。

安全性については、マッサージの訓練を受けた「あん摩マッサージ指圧師」の専門家によって適切に行なわれれば、リスクはほとんどないと考えられます。

現在、ストレスに満ちた生活環境に置かれている人も多くなり、心身ともに病んでしまう人が増えている中で、現代医療は

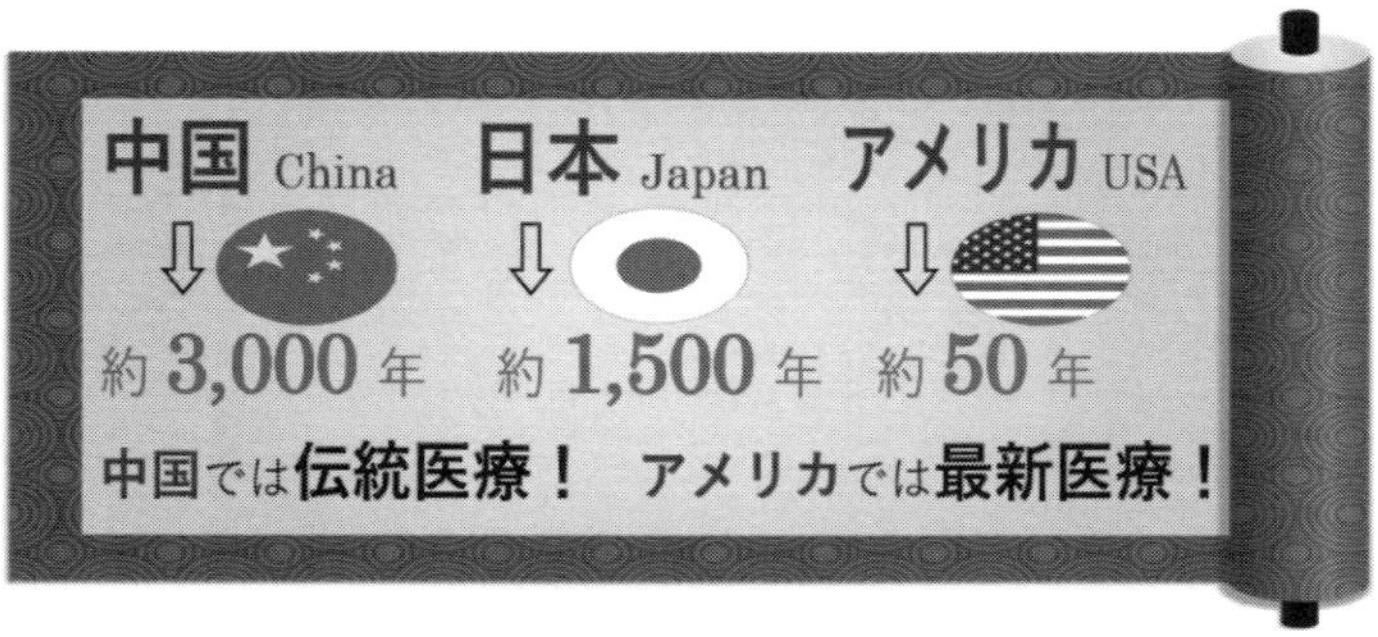
中国 China
日本 Japan
アメリカ USA
約3,000年
約1,500年
約50年
中国では伝統医療！　アメリカでは最新医療！

はり灸 効果のメカニズム

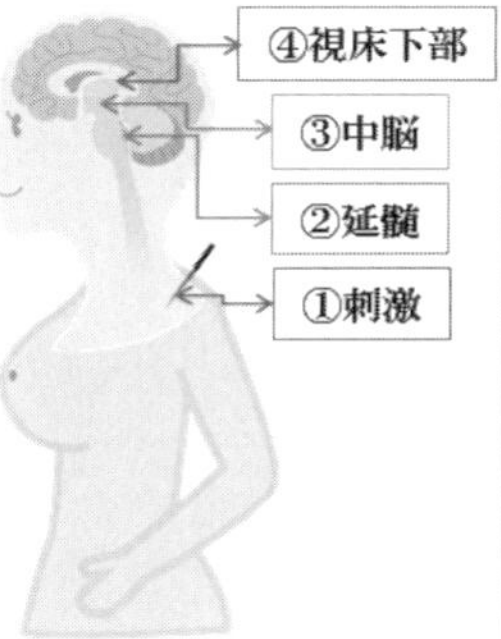

①鍼きゅうによる刺激

体の皮膚や表面には知覚神経が豊富に分布しており、痛み・温感・冷感等の刺激情報を受け取り、脊髄の脊髄視床路を通って脳へと伝わります。

脊髄を上っていく、刺激情報の到着場所 ②延髄 ③中脳 ④視床下部 によって効果をもたらす作用が違ってきます。

また、刺激情報が脳まで届かず、脊髄で返ってくる脊髄反射もあります。

その場合は、痛みを和らげる作用のあるGABA(ガンマアミノ酪酸)が分泌する。

②延髄に到着

延髄は、内臓や血管のコントロールをする、生命活動に深く関わる自律神経の中枢です。

刺激情報が延髄に届くと自律神経のバランスを整えることが出来て、ストレス・睡眠・疲労感血圧異常を改善する。

③中脳に到着

中脳に刺激情報が届くことにより、オピオイドの分泌が促されます。

オピオイドは、痛みを和らげる作用があります。脊髄から脳へ痛みを伝達する神経に働きかけて、体の痛みを弱めてくれます。

④視床下部に到着

視床下部に刺激情報が届くことにより、オキシトシンというホルモンの分泌が促されます。

オキシトシンはストレスホルモンを抑える効果があり、胃腸機能及び免疫力低下や血糖値の上昇を防ぎます。

診断の基本である触診および打診などの触れるというコミュニケーションがほとんど行なわれていません。

通院する患者の多くは、病へ対しての不安を抱えている状態であるため、医師が「痛いのはここですか？」と自らの手で触れるだけでも安心感が生まれて不安の軽減にも繋がるのに、それすらしないのが現代医療です。

また、手で肌に触れるマッサージ行為は、心身に及ぼす影響は絶大とされており、お母さんが赤ちゃんの肌に触れるだけで、成長の促進・安定した睡眠・体温調整・呼吸循環系の安定・ストレス軽減の効果が実証されています。

マッサージによる脳内変化は、施術中にはリラックス脳波であるアルファ波が増えるため、施術後もしばらくは心地よい気分が続いており、副交感神経が優位となり脳への血流も良くなることで、高齢者問題である認知症の進行を遅らせる効果も期待がされています。

しかし、忘れてはいけないのは、日本でマッサージを業として認められているのは「あん摩マッサージ指圧師」および「医師」のみであります。

【カイロプラクティック】

カイロプラクティックは、脊椎など身体の部位を調整して、ゆがみの矯正および機能改善を目的とした施術であり、各国によって社会的地位および資格のあり方については確然の違いがあります。

米国では、資格の取得までに最低7年間は必要で診断権も認められて、米国カイロプラクティック協会は「筋骨格系と神経系疾患に特化した医療」と定義しており、背部痛のある米国人4００万人のうち74％は治療にカイロプラクティックを利用し、そのうち66％が「効果が得られた」と回答しています。

日本では、法的な資格制度が存在しないため、昨日までサラリーマンしていた人が本日から開業して施術を行うことも可能であり、もはや別物です。

さすがに、何も知識や経験がない状態で開業する人は少ないですが、私の地元のカイロプラクティック院の院長は「脱サラして5日間のスクールに通い、その後開業し10年経ち、施術人数は延べ1万人！」と豪語していました。

しかし、**米国では2555日間（7年）以上の日数を学び、始めてカイロプラクターと名乗れるのに対して、日本では511分の1である5日間学んだだけで同じ資格を名乗れる**のに違和感があります。

これでは、米国の旅行者が日本で知らずに受けてしまい、後に日本でのカイロプラクティックの社会的地位を知ったら驚愕するのではないでしょうか。

被害を受けるのは国民ですので、業としてお客様に直接触れる施術をするなら、正しい知識と技術を習得する必要性があります。

日本に約3万人のカイロプラクターがいると言われており、誰が豊富な知識をもっていて安全な施術をするのか不明確ですが、「日本カイロプラクティック登録機構（ＪＣＲ）」に登録されている５００名ほどの施術者はＷＨＯの基準を満たしているので、参考にすれば少しは安心して受けられます。

ある団体では「厚生労働大臣認可」と謳っていますが、厚生労働省がカイロプラクティックを認可したわけではないので注意する必要があります。

【アロマテラピー】

アロマテラピーとは、日本語でアロマは「香り」でテラピーは「療法」です。香りを使用して人の身体と心の不調を改善します。

アロマの香りが脳に伝わることで心がリラックスされることは科学的にも証明されており、現代医学の薬による精神的ケアの代わりとして、アロマテラピーを医療行為とし認めている国もあります。

効果のメカニズムは、アロマの香りは空気中で細かな分子として飛び回っており、香りは鼻から吸引した際に嗅粘膜に溶け込み、細かな分子は電子信号となって大脳に伝えられます。

さらに香りは、視床下部および脳下垂体へ伝わって、自律神経系や免疫系の働きを調整してくれます。

また、水に希釈された精油をマッサージで使用すると、表皮から浸透するため、内側から肌を美しく保つことも可能になります。

アロマテラピーは、リラクゼーションや香りを楽しむのを目的として使用されてきましたが、最近では代替医療として心身の不調および症状改善を目的とされる「メディカルアロマ」が医療や介護の現場で導入され始めています。

精油が持っている薬理効果を、皮膚・伝染症・神経性疾患の治療に用いることで、自然治癒力を高めて心身の改善がされるのを期待されています。

精油学・基礎医学・心理学などの専門知識のある人が活用すれば、疾病の予防や健康増進にも役立ちます。

	精油の香り
不安症	ローズ・ネロリ
不眠症	ラベンダー・ベルガモット
集中力	ペパーミント・ローズマリー
元気回復	レモングラス・マンダリン
筋肉疲労	サイプレス・カモミール
更年期障害	ゼラニウム・サイプレス
風邪予防	ユーカリ・カンファー
花粉症	ユーカリ・ティーツリー

【芸術療法】

芸術療法は、ダンス・絵画・詩歌・陶芸・彫刻・写真などのさまざまな表現手段があり、言葉では表現しにくいことを自分の好きな方法を用いて表現することでストレスや不安を解消する療法です。

大切なことは、作品のプロセスや表現を楽しむことであり、作品の上手下手や表現の難易度を競うものではありません。

作品が出来上がったら、見るだけでなく手で触るなどの五感で脳を刺激したり、選んだ作品の題材にまつわる思い出を回想し話したりすることで、認知症の予防対策にもなり、病院の精神科・緩和ケア病棟・高齢者施設・障がい者施設などでもリハビリテーションとして導入されています。

英国では、多くの大学院で芸術療法を学ぶことができ、政府認定の資格制度も整っており、資格者は医療・教育・更正などの分野で活躍されています。

また、外国では芸術療法をアートセラピーと呼んでいます。

【音楽療法】

音楽療法は、音楽を聴くなどの「受動的音楽療法」と、本人が歌唱や演奏を行う「能動的音楽療法」の2つにわかれますが、どちらも音楽によって精神および身体の健康回復を目的としています。

また、声に出して歌うことで「身体的ケア」となり、楽しく笑顔で歌うことで「精神的ケア」となり、人と共に歌うことで「社会的ケア」にもなります。

米国の国立補完統合衛生センター（ＮＣＣＩＨ）によると、音楽療法は代替医療の中の「心理的医療システム」に分類されています。

音楽療法によって、統合失調症・認知症・脳卒中・うつ病等に効果のある可能性が高いと結論づけたシステマティックレビューもありますが、まだ効果が小さかったり、長期的な効果についての研究が不十分などの問題点もあります。

しかし、不安・気分・ＱＯＬの改善および心拍数・呼吸数・血圧の軽減の有効性については科学的根拠が構築されつつあります。

【心理療法】

心理療法は、物理的または科学的手段に頼らず人と人との対話をすることで、患者の抱えている認知・感情・行動などに働きかけて、精神障害や心身症の改善を目的とした手段です。

一体一で静かな部屋で話をする「個人療法」と、同じような問題を抱えているグループで対話をする「集団療法」があり、集団療法は問題を抱えているのは自分だけでないと気づかされることもあり、人間関係のトラブルが繰り返し起こる人には特に効果的です。

しかし、ほとんどの心療内科およびメンタルクリニックの医師は、集団をまとめるコミュニケーション力はなく、個人療法と比べて診察時間が多く必要となり収益も下がるため、集団療法を行なう医師は非常に少ない状況です。

心理療法の効果は、不安症やうつ病などの精神症状に対して有効な科学的根拠があるので、問題は対話する側のカウンセリング力や傾聴スキルです。

日本は、医師によって精神疾患患者と診断される人たちが増え続ける中で、なぜ対話をすることで改善を図る、心理系の国家資格が整備されていないのか疑問でした。

２０１７年、ようやく「公認心理師」という名の国家資格が制定されましたが、業務内容や資格取得要件は、今まであった「臨床心理士」の民間資格と変わらないだけでなく、更新制度もなくて緩く思えます。

一つ大きな違いとして「公認心理師」は医師と比べ、傾聴力やコミュニケーション力があるのに公認心理士法第42条２項に

公認心理師	臨床心理士
国家資格	民間資格
業務内容はほぼ同じ	
医師の指示があり	医師とは連携・協力
更新制度なし	５年更新
条件満たす大学卒業と大学院修了で受験資格	臨床心理士指定大学院修了で受験資格

おいて医師の指示を必要とさせているのに違和感を覚えます。

【ヨガ】

ヨガは、呼吸法や正姿勢の動作に重点をおきながら行ない、身体のゆがみを矯正したり、心身のリラックス効果なども期待されています。

近年では、慢性疾患の代替医療として注目されているため、これまでに効果を実証するランダム比較試験を約４００回も行っています。

その結果、慢性心不全患者の最大酸素摂取量が22％改善し、健康関連ではＱＯＬが改善し、ストレスに有効である科学的根拠も多数あるため「ヨガは軽症から中等度の大うつ病に対して第2選択肢の治療および補助療法と

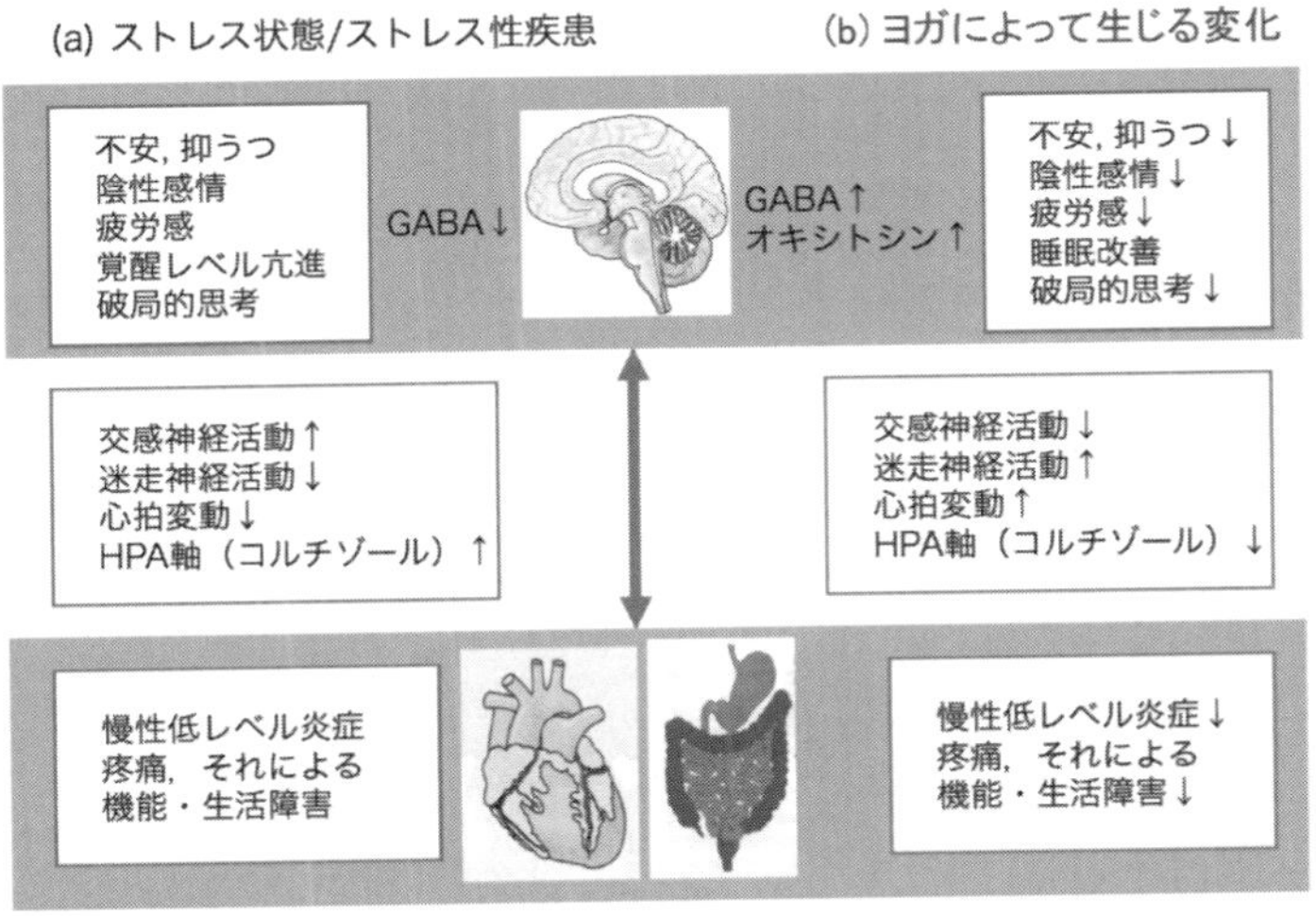

「統合医療」情報発信サイト　ヨガ利用ガイドより

して試みてよい」と診療ガイドラインを定める国もあります。

統合腫瘍学会の診察ガイドラインでは「乳がん患者のストレス軽減、気分や抑うつ症状またはＱＯＬを改善するためヨガを勧める」と記載されています。

しかし、ヨガにはさまざまな種類の流派やスタイルがあるので、自分に合っているヨガを選ぶことが大切です。

ヨガでストレスが緩和されるメカニズムは、脳内のｒ－アミノ酪酸（ＧＡＢＡ）がヨガによって増加することによるものです。

精神疾患と診断した医師の多くは、抗不安薬（安定剤）を処方しますが、このお薬はＧＡＢＡの作用を強めることでストレスを弱めようとします。

そのため、ヨガは抗不安薬を服薬するのと同様の効果があり、副作用はありません。

しかし、医師から精神疾患患者がヨガをすることに対してのアンケート結果は、症状が悪化しないか、服薬治療を自己中断しないか等の否定的な意見もありました。


【瞑想】


瞑想には、心と身体の鍛錬により、身体のリラックスや精神的なバランスの改善および健康の増強の効果があるため、さまざまな分野で行なわれてきました。

また、米国の国立補完統合衛生センター（ＮＣＣＩＨ）では、多くの研究で瞑想による疾患への効果を調査した科学的根拠が多数あります。

瞑想により血圧が下がることや、精神的苦痛および不安感を和らげる効果があるのは認められていますが、疼痛の軽減や禁煙に有効な科学的根拠はまだまだ不十分な状態です。

脳は、何もしていない状態でも脳内エネルギーを消耗しているため、消耗を抑える方法は睡眠と瞑想しかないとも言われており、瞑想を習慣的に取り入れると疲れにくい脳になることも判明しています。

瞑想というと、宗教的や怪しいといった先入観を持つ人もいますが、科学的に効果も立証され、多くの著名人も生活のルーティーンに取り入れています。

・ミュージシャン
マイケル・ジャクソン、ビートルズ、マドンナ、スティービー・ワンダーなど
・俳優およびモデル
アンジェリーナ・ジョリー、キャメロン・ディアス、ニコール・キッドマン
市川海老蔵、釈由美子、叶恭子、黒木瞳、メンタリストＤａｉＧｏなど
・アスリート
マイケル・ジョーダン、タイガー・ウッズ、イチロー
長嶋茂雄、本田圭佑、長谷部誠、須藤元気など

・企業家
スティーブ・ジョブス、ビル・ゲイツ、松下幸之助、稲盛和夫、井深大など
・その他
米国大手生命保険会社の従業員5万人、メキシコの2万4千人の学生
ブラジルの国内全ての中高生、エクアドルやベネズエラは軍隊に導入

【アニマルセラピー】

アニマルセラピーとは、その名の通り動物との触れ合いにより対象者の心身を癒す療法ですが、古代ローマ時代から負傷した兵士へ馬を用いてリハビリを行なっていた説もあり、とても古い歴史があります。

現代では、家族として共に生活している犬や猫には人を癒す力があると注目され、アニマルセラピーを行なう人も増えています。

その結果、犬や猫と生活している人は、生活していない人と比

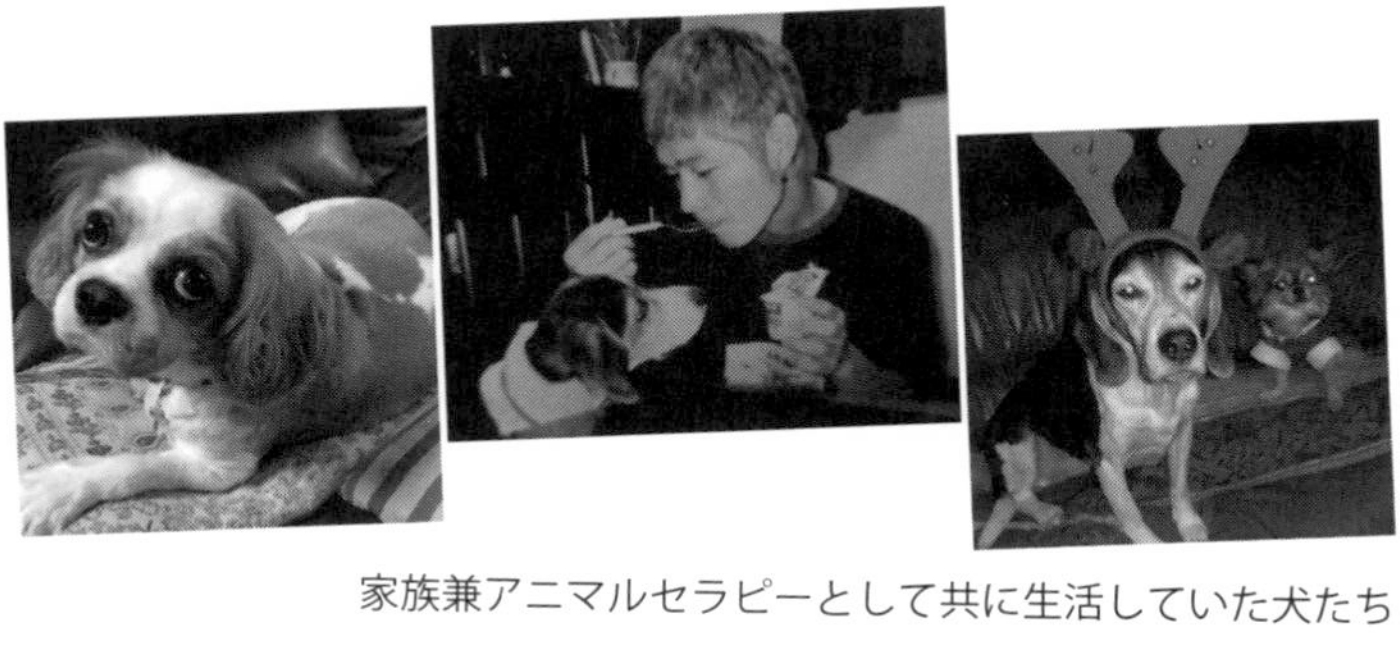

家族兼アニマルセラピーとして共に生活していた犬たち

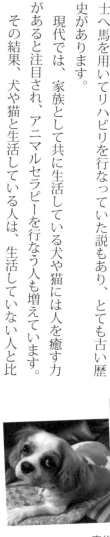

較して年間2割ほど病院に行く回数が減少した調査結果もあり、アニマルセラピーによる医療費の削減も期待ができます。

また、高齢者施設および障がい者施設において、アニマルセラピーとして犬を飼われる施設も増えてきて、動物と触れ合うことで表情が豊かになり、職員または利用者同士の会話も増えることで、施設の雰囲気が明るくなったケースもあって高く評価されています。

他には、認知症の人に対してアニマルセラピーを行なうこともあり、介護高齢者ドッグセラピー普及協会によると、今まで１００症例ほどの認知症の症状緩和の効果があったと公表もされ、現在では認知症高齢者への取り組みの一環として多くの施設等にて実施され始めています。

また、医療チームとアニマルセラピストが連携を図り、動物介在療法として医療現場で用いられることもありますが、まだまだ日本も含めて他国でも認知度が低いため、飛行機や電車などでの交通機関トラブルも起きています。

日本では、犬猫の殺処分が多いので、アニマルセラピーとして、家族に迎え入れる人が増えることを願っています。

NPO法人 国民の健康と生活を守る会とは

【講演・健康体操の提供】

・健康寿命を延ばす秘訣
・高齢者との信頼関係を築く接し方
・失敗のしない働き方など
・タオル体操、ツボ押し体操

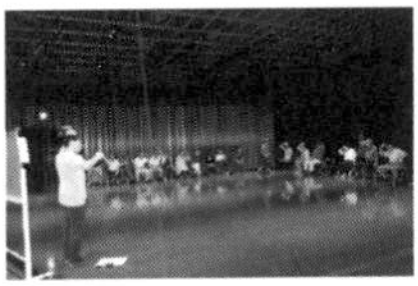
健康体操の様子

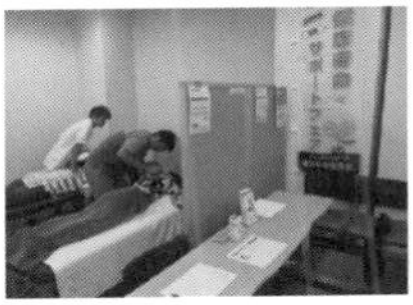
ごえん楽市にて施術体験会

【代替医療の提供】

・イベント、マラソン大会、行事、市民活動において当団体の施術者が「地域の健康寿命を促進する」活動の一環としてマッサージおよび鍼灸を提供します。

【カウンセリングの開設】

当団体ホームページのカウンセリング専用フォームにて、お悩み相談および心のケアなどを行なっています。

ただし、メール対応のみとなります。

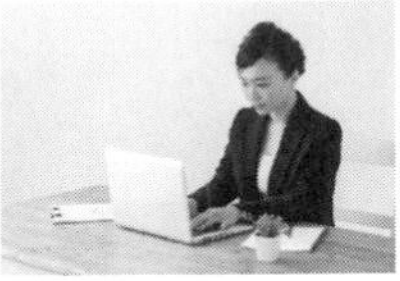
カウンセリングイメージ

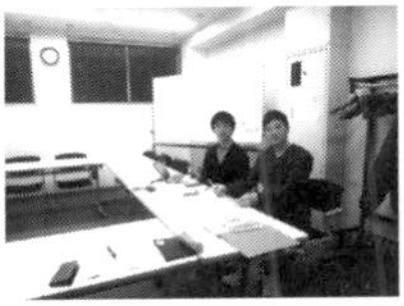
地域政党代表 重富議員との意見交換

【行政または政治家との意見交換】

行政または政治家との意見交換によりさまざまな問題をリサーチし、社会福祉協議会および市民団体等と連携を図り、改善に向けたサービスを提供します。

【社会問題の調査および施策】

当団体は、高齢者が安心に暮らせ、子どもが安全にのびのびと生活ができ、若者が希望をもてる地域作りを目指しています。そのため、国民の生活をおびやかす税金の無駄遣いや不正行為の調査をします。

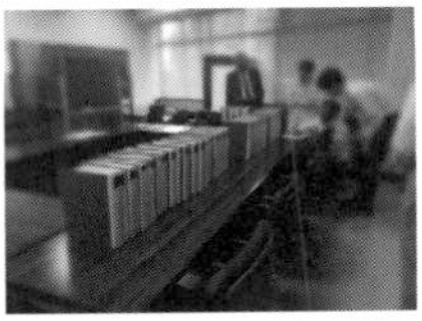
政務活動費不正調査の様子

NPO法人
国民の健康と生活を守る会
http://web-k.jp/koku.ken.sei/

おわりに

最後まで読んでくださいましてありがとうございました。

皆さんは一度の人生で医療機関にどれだけの日数を通い、費用を費やしてきたか、考えたことがありますか。

本来は不必要な医療なのに、貴重な時間とお金を無駄にしている人も多いのではないかと思い、本を著すことにしました。

わたしは、自分が医療と関わるまでは医師のいうことはすべて正しいと思っていたため、基本的に医師を疑うことはありませんでした。

幼少時代の医師との思い出は、体調不良で病院に行くと聴診器を胸に当てて、手で脈を図ってくれ、話もたくさん聞いてくれたのを覚えています。

しかし、高齢者の医療・介護・福祉の仕事に携わり、さまざまな職種の方々と連携する中で、常識では考えられない現代の医師と何人も出会いました。

高齢者の通院介護で同行した際、「あんた、認知症で脳みそイカレてるから薬は減らせない、意見いうなら二度とくるな！」と不適切な発言をする医師。

訪問診療で、毎月1回は必ず定期的に高齢者宅に来るが、毎回玄関で印鑑を押すだけで患者と顔も合わせず1分で帰る医師。

患者の話をまったく聞かず、元気だった高齢者に15種類の薬を処方して寝たきりにさせてしまう医師、そんな医師たちが実在するのです。

開業医250人に対して「治療内容に関する患者の本音を聞きたいか」とアンケート調査をした結果があり、約3割が「あまり聞きたくない又は全く聞きたくない」と回答しています。患者と向き合う気のない医師がこれ程いることに、驚き残念に思いました。

国民の中には「わたしの主治医はとても信頼できます」と胸を張って言える人もいますが、その方は素直に良い医師に巡り合えたのだと思います。

また、今後は認知症の人が増える中で、本人の意思決定能力が低下する状況に備えて、医師及び医療従事者および介護関係者と終末期医療について事前に希望を明白にするアドバンスケアプラニング（ＡＣＰ）も大切で、これにより本人の意思で生活を支える在宅医療を選択することもできます。

一人でも多くの人が望んだ医療を受け、幸せに暮らせることを願います。

令和2年2月1日

金屋隼斗

参考文献

・辰濃哲郎『歪んだ権威 日本医師会積怨と権力闘争の舞台裏』医薬経済社 2010
・水野肇『誰も書かなかった日本医師会』草思社 2003
・中山祐次郎『医者の本音』SBクリエイティブ 2018
・Dr.ヴァーノン・コールマン『医者を見限る勇気』神宮館 2014
・サンジブ・チョプラ『ハーバード医学教授が教える健康の正解』ダイヤモンド社 2018
・内海聡『医学不要論』廣済堂出版 2018
・内海聡『精神科は今日もやりたい放題』PHP研究所 2018
・内海聡『医者が教える危険な医療』ユサブル 2018
・和田秀樹『世界一騙されやすい日本人』ブックマン社 2014
・川嶋朗『医者に殺されないための「かかりつけ医」の見つけ方』光文社 2016
・大塚明彦 森本志保『心の病の嘘と真実』幻冬舎 2016
・谷本哲也『知ってはいけない薬のカラクリ』小学館 2019
・藤川徳美『薬に頼らず「うつ」を治す方法』アチーブメント出版 2019
・岡本裕『薬を飲む人ほど早死にする30の理由』日本文芸社 2014
・宇多川久美子『薬剤師の本音』宝島社 2019

・近藤誠『医者に殺されない47の心得』アスコム　２０１２
・伊東信久『腰痛は医者の言葉を信じるな！』ワニブックス　２０１３
・五木寛之　帯津良一『健康問答』平凡社　２００７
・白波瀬佐和子『東大塾 これからの日本の人口と社会』東京大学出版会　２０１９
・山田謙次『社会保障クライシス』東洋経済新報社　２０１７
・朝日新聞迫る２０２５ショック取材班『日本で老いて死ぬということ』朝日新聞出版　２０１６
・船瀬俊介『まちがいだらけの老人介護』興陽館　２０１７
・高橋徳『あなたが選ぶ統合医療』知道出版　２０１６
・池田弘『地方イノベーション』日経ＢＰ　２０１７
・西村典芳『ヘルスツーリズムによる地方創生』カナリアコミュニケーションズ　２０１６
・「週刊東洋経済」「週刊現代」「週刊文春」「医道の日本」などの取材記事

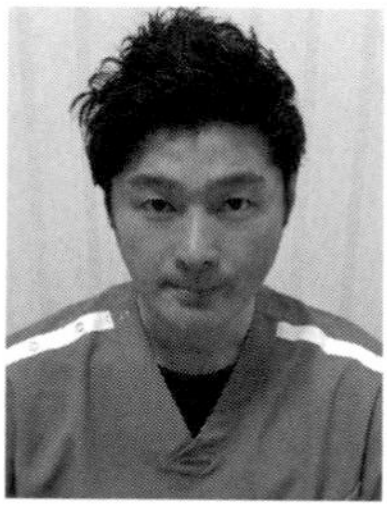

NPO法人 国民の健康と生活を守る会 理事長
市民団体 健康寿命促進会 会長
一般社団法人 医工協会 介護課程講師
一般社団法人 日本政策学校 第15期生

金屋隼斗（かなや・はやと）

神奈川県川崎市生まれ。高校卒業後、アメリカへダンス留学。25歳までダンサーとして活動するが、度重なるケガにより引退をする。その後、医療系および福祉系の専門学校を卒業し、４つの国家資格を取得して、高齢者や障がい者の人たちの在宅ケアを行なうが、現代医療の投薬治療などにより重度障害や症状悪化等の被害を受けて苦しんでいる人におおぜい出会う。被害者を減らしたいと願い、「ＮＰＯ法人国民の健康と生活を守る会」を立ち上げ、薬に頼らず、代替医療を取り入れて健康寿命を延ばすことを目的とした活動を行なっている。第116回「かわさき起業家オーディション」では、来場者が選ぶ「もっとも応援したい事業」として「会場応援賞」をはじめ、３つの賞（中小企業診断士賞・ビジネスアイデアシーズ賞）を受賞した。主な著書に『在宅マッサージを活用して家族の負担を軽減』（発行：デザインエッグ）、『訪問鍼灸マッサージ徹底ガイド』（発行：インプレスＲ＆Ｄ）などがある。

現代《げんだい》医療《いりょう》の不都合《ふつごう》な実態《じったい》に迫《せま》る

2020年3月16日　第1刷発行

著　者　金屋隼斗《かなやはやと》

発行者　落合英秋

発行所　株式会社 日本地域社会研究所

〒167-0043　東京都杉並区上荻1-25-1
TEL　(03) 5397-1231 (代表)
FAX　(03) 5397-1237
メールアドレス tps@n-chiken.com
ホームページ http://www.n-chiken.com

郵便振替口座　00150-1-41143

印刷所　モリモト印刷株式会社

ISBN978-4-89022-256-8

日本地域社会研究所の好評図書

小野恒ほか著・中川恵一監修…がんの治療法は医師ではなく患者が選ぶ時代。告知と同時に治療法の選択をせまられる。正しい知識と情報が病気に立ち向かう第一歩だ。治療の実際と前立腺がんを経験した患者たちの生の声をつづった一冊。

前立腺がん患者が放射線治療法を選択した理由
がんを克服するために

46判174頁／1280円

中本繁実著…細やかな観察とマメな情報収集、的確な整理が成功を生む。アイデアのヒントは日々の生活の中に埋もれている。好きをお金に変えようと呼びかける楽しい本。

こうすれば発明・アイデアで「一攫千金」も夢じゃない！
あなたの出番ですよ！

46判205頁／1680円

三浦清一郎著…「やること」も、「行くところ」もない、「毎日が日曜日」の「自由の刑（サルトル）」は高齢者を一気に衰弱に追い込む。終末の生き方は人それぞれだが、現役への執着は、人生を戦って生きようとする人の美学であると筆者は語る。

高齢期の生き方カルタ
～動けば元気、休めば錆びる～

46判132頁／1400円

久恒啓一・八木哲郎著／知的生産の技術研究会編…梅棹忠夫の名著『知的生産の技術』に触発されて1970年に設立された知的生産の技術研究会が研究し続けてきた、知的創造の活動と進化を一挙に公開。巻末資料に研究会の紹介も収録されている。

新・深・真 知的生産の技術
知の巨人・梅棹忠夫に学んだ市民たちの活動と進化

46判223頁／1800円

宮﨑敏明著／地球対話ラボ編…東日本大震災で甚大な津波被害を受けた島の小学校が図画工作の授業を中心に取り組んだ「宮古復興プロジェクトC」の記録。災害の多い日本で、復興教育の重要性も合わせて説く啓蒙の書。

大震災を体験した子どもたちの記録

A5判218頁／1389円

斉藤三笑・絵と文…近年、東京も国際化が進み、町で外国人を見かけることが多くなってきました。日本に来たばかりの生徒も、この本を見て、すぐにみんなと将棋を楽しんだり、将棋大会に参加するなんてこともできるかもしれません。（あとがきより）

日英2カ国語の将棋えほん
漢字が読めなくても将棋ができる！

A4判上製48頁／2500円

※表示価格はすべて本体価格です。別途、消費税が加算されます。